HEILATMUNG

Gesundheit
ohne
Medikamente

Von Prof. Dr. med. et phil.

Lothar Gottlieb Tirala

Neu bearbeitet von Dr. Klaus Hoffmann

Mit 4 farbigen und 29 schwarz-weiß- Abbildungen
Überarbeitete Neuauflage

Vier Flamingos Verlag, Rheine

Umschlaggestaltung: Burkhard Sievers, Rheine
Satz: Axel Berendes/ Burkhard Sievers
ISBN: 3-928306-14-6

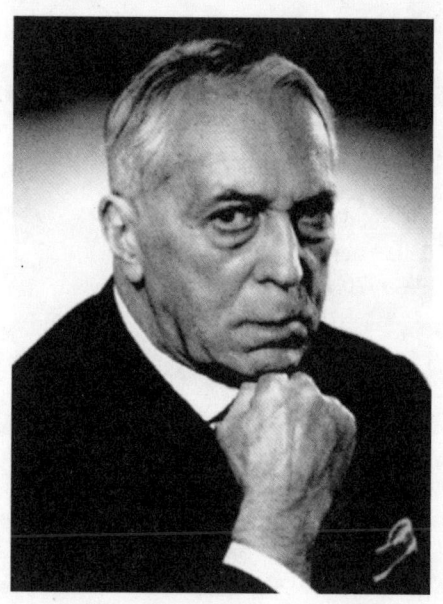

Lothar Gottlieb Tirala

✳ 1886 in Brünn (Tschechoslowakei)
Studium der Philologie, Naturwissen-
schaften und Medizin in Wien
Habilitation in Prag
1933 Berufung zum Professor für
Medizin an die Universität München
Zahlreiche Bücher und
Veröffentlichungen
1943 Publikation des Buches über
"Heilatmung"
1954 Publikation des Buches
"Biologische Therapie bei Herz-
und Kreislaufleiden"
1957- 1974 Chefarzt eines
Sanatoriums in Wiesbaden
✝ 1974 in Wiesbaden

Dr. med. Siegfried Tirala,
Sohn des Autors praktiziert
heute noch die von seinem
Vater entwickelte Therapie
der Heilatmung.

Dr. med. Siegfried Tirala
Lebenbergstr. 4a
A- 6370 Kitzbühel

Inhaltsverzeichnis

Vorwort anläßlich der Neuauflage von 1997

1981 kam ich durch Zufall (gibt es überhaupt Zufälle?) mit dem Buch von Professor Lothar Gottlieb Tirala in Kontakt. Da es nach dem Tod des Autors vergriffen und nicht mehr im Buchhandel erhältlich war, wußte ich bis dahin nichts von der Existenz dieses Buches.

Ein Patient, der durch dieses Werk entscheidende Impulse für die Bewältigung seiner eigenen Bluthochdruckerkrankung erhalten hatte, machte mich schließlich auf dieses Werk aufmerksam und überließ mir sein Buch zur Einsichtnahme .

Als ich ein halbes Jahr später, zur Zeit der Ära Gorbatschow nach Rußland flog (vorher wollte ich Rußland nicht besuchen, da ich in der Zeit des kommunistischen Regimes nicht frei reisen konnte) nutzte ich die verbesserte Lage, um einerseits Land und Leute kennenzulernen und andererseits meine etwas verblaßten Kenntnisse der russischen Sprache aufzupolieren.

Meine Grundkrankheit, die mich früher zehn Jahre meines Lebens begleitet hatte, war das Rheuma. Obwohl ich nach langer Krankheit, in deren Verlauf ich unter anderem Patient zweier medizinischer Hochschulen gewesen war, meine rheumatischen Gelenk-, Wirbelsäulen- und Herzmuskelentzündungen durch eigene Therapie ausheilen konnte und zum Zeitpunkt dieser Reise schon lange Zeit beschwerdefrei war, ereilte mich dort, bedingt durch die vollständig andere Ernährung (Angebot und Auswahl an Lebensmitteln waren zu jener Zeit nicht gerade üppig) eine heftige Arthritis, glücklicherweise nur im Bereich eines Sprunggelenkes. Aber auch dadurch wurde ich bereits beim Gehen stark behindert. Da ich keinerlei Medikamente mitgenommen hatte und auf die Konsultation russischer Ärzte, die auch nur die herkömmlichen Medikamente verschrieben hätten, verzichten wollte, kam es mir durchaus gelegen, daß ich in dem nun vorliegenden Buch von Professor Tirala, das ich als Reiselektüre mit mir führte, folgenden Fallbericht fand: Eine Patientin mit hohem Blutdruck hatte als Begleiterkrankung ein Gelenkrheuma. Im Rahmen der in diesem Buch vorgestellten Atemtherapie wurde auch das Gelenkrheuma der Patientin wesentlich gebessert.

Diese Erfahrung motivierte auch mich, die in diesem Buch erwähnte Atemtherapie, intensiv für mich selbst zu nutzen. Professor Tirala empfiehlt, die Atemübungen täglich etwa vier mal 15 Minuten durchzuführen; ich praktizierte die Übungen ca. 2,5 bis 3 Std. täglich, wo immer sich mir dazu Zeit oder Gelegenheit bot. Innerhalb von rund fünf bis sechs Tagen waren die Beschwerden meiner akuten Arthritis auf ein Minimum reduziert. Vielleicht wäre dieser Erfolg nicht so schnell oder deutlich gewesen, wenn ich nicht schon vor der Anwendung der Atemtherapie viele Jahre beschwerdefrei gewesen wäre. Gleichwohl hat mich diese Erfahrung überzeugt, mich intensiver mit der Atemtherapie zu befassen.

Da heute ja praktisch jeder den Ärzten vorgestellte erhöhte Blutdruck medikamentös behandelt - aber nicht geheilt - wird, erscheint mir die von Professor Tirala in seinem Buch vorgestellte Atemtherapie als wichtiges und hilfreiches therapeutisches Werkzeug. Und so habe ich im Anfang meinen Patienten geraten, sich das Buch über die Fernausleihe ihrer Stadtbibliothek zu beschaffen, was aber nicht immer gelang. Außerdem habe ich mir die entsprechenden Seiten fotokopiert und mit ihrer Hilfe den Patienten die dort geschilderten Übungen demonstriert und vorgeführt.

Aufgrund der hohen ganzheitsmedizinischen Bedeutung dieses Buches habe ich dann mit dem Sohn von Professor Tirala, der selbst Arzt ist, Kontakt aufgenommen und mit ihm vereinbart, das Buch zu überarbeiten und neu herausgeben zu dürfen.

Diese Aufgabe habe ich besonders gerne übernommen, da ich dem Werk von Professor Tirala größte Hochachtung zeuge.

So soll die Neuauflage dieses Werks auch zugleich eine Ehrung der medizinischen Forschungsarbeit des Autors darstellen.

Erstaunlich ist, daß Professor Tirala. der in den Wirren des Dritten Reiches einen Lehrstuhl für Medizin innehatte, sich später zu einem Therapeuten entwickelte, der Bluthochdruck, Herz- und Kreislauferkrankungen ohne Medikamente erfolgreich behandelte.

In einem seiner späteren Fallberichte wies er allerdings auch auf die Ozon-Sauerstoff-Therapie hin.

Weitaus später als andere medizinische Erkenntnisse gewannen die Ärzte das Wissen, daß ein erhöhter Blutdruck (Hypertonus) - außer als Begleitsymptom anderer Erkrankungen - als eigenständiges Krankheitsbild existiert und als solches behandelt werden kann und muß.

Bluthochdruck im Wandel der Zeiten

Dies lag vor allem daran, daß sich einerseits das Bild des Kreislaufs als „geschlossenes System", wie wir es heute kennen, jahrhundertelang nicht durchsetzen konnte. Andererseits fehlte den Ärzten bis zum Ende des 19. Jahrhunderts das notwendige diagnostische Handwerkszeug: Die Blutdruckmessung, heute von jedem Normalbürger in den eigenen vier Wänden durchführbar, war unbekannt.

Demnach mußte bereits den Ärzten der Antike das Erscheinungsbild eines erhöhten Blutdrucks sowie seiner Begleit- und Folgeerscheinungen gut bekannt sein, wie einer Reihe von Texten bescheinigt:

Plethora, Aderlaß, Schröpfen - Der Bluthochdruck in der Antike

> „Wenn Du den Patienten untersuchst und feststellst, daß er nicht in der Lage ist, über den Nil zu springen, sein Bauch geschwollen ist und seine Lunge kurzatmig, dann sage zu ihm: Es ist das Blut, das zum Stillstand gekommen ist und nicht mehr fließt", heißt es in dem Papyrus Ebers aus Ägypten 1500 v. Chr..

Der griechische Arzt Erasistratos (310 - 250 v. Chr.) bezeichnet die „Plethora" als die häufigste Ursache aller Erkrankungen. Unter Plethora verstanden Erasistratos und seine Zeitgenossen eine „Vollblütigkeit", d. H. eine Überfüllung des Blutes mit Nahrungsstoffen, die zum Versagen der Organe führt. Erasisratos lehnt den Aderlaß zur Behandlung der

Plethora ab, da er „schlecht zu dosieren sei", empfiehlt aber das Schröpfen als Mittel zum Blutentzug.

Der römische Chirurg Antyllos (um 140 n. Chr.) führt als Methoden des Blutentzuges neben dem Schröpfen den Aderlaß und den Arterienschnitt (Arterioektomie) an den Nackenarterien an. Der Aderlaß kann nach Antyllos an folgenden Stellen des Körpers eingesetzt werden: An der Stirn, oberhalb der inneren Augenwinkel, zwischen den Ohren, unter der Zunge, auf den Handrücken, in den Kniekehlen, am inneren Fußknöchel und in der Ellenbeuge. Lage und Länge des Schnittes richtet sich nach dem erkrankten Organ.

Der Arzt Paulos von Aegina, der im 7. Jahrhundert nach Christus lebte, schreibt folgendes über die Behandlung des Schlaganfalles, damals noch „Schlagfluß" genannt: „Die also, die irgendwie geheilt werden können, muß man sofort zur Ader lassen, und wenn sie eine gewisse Erleichterung verspüren, dies am selben oder am folgenden Tage wiederholen. ... Wenn Sprachlosigkeit bleibt, setzten wir ... blutige Schröpfköpfe an den Hinterkopf, wo möglich auch in die Herzgrube (den Unterleib, Anm. d Übers.).

Nichts Neues im Mittelalter

Bis hin in das 16. Jahrhundert gelten Aderlaß und Schröpfkur - neben Klistieren, Brechmitteln, harn- und schweißtreibenden Kuren - als das erste und beste Mittel zur sogenannten „Ableitung der Körpersäfte".

Als medizinische Hypothese liegt dieser Behandlungsmethode immer noch die uralte „Vier-Säfte Theorie" zugrunde. Nach dieser Theorie werden alle Körperfunktionen durch die vier Körpersäfte: Blut, gelbe und schwarze Galle und Schleim geregelt. Nur ein Gleichgewicht dieser vier Säfte (Synkrasie) kann die Gesundheit erhalten, die Krankheit ist mit einem Ungleichgewicht (Dyskrasie) gleichzusetzen. Eine Behandlung des Leidens muß also folgerichtig in der Wiederherstellung der Synkrasie bestehen. Dazu waren eben jene Ableitungen der Körpersäfte notwendig.

Die damals in Medizinerkreisen sehr renommierte „Schule von Salerno" (1150 -1180 n. Chr.) veröffentlichte eine Sammlung von Lebens- und Gesundheitsregeln in deutscher Sprache, das „Regimen Saleritanum", in dem in oftmals lu-

stigen Versen Anleitungen für medizinische Verfahren auf-
geführt wurden. Zum Thema „Aderlaß" heißt es dort:

„Von des Aderlasses Hindernissen.
Kalte Naturen, das Kind wie den Greis,
Bei rasendem Schmerz, bei Klima wie Eis
Jene, so unlängst im Bade geschwitzt
Oder bei Liebeswonnen erhitzt
Jene, so liegen schon länger krank
Oder so voll sind von Speise und Trank,
Wenn zu empfindlich ihr Magen,
Oder schwächlich und nichts kann vertragen
Wenn sie es ekelt und grauet blaß,
Solche verschone vom Aderlaß"

Im Jahre 1514 erschüttert der „Aderlaßstreit" die damalige
medizinische Welt. Streitpunkt: Soll der Aderlaß, wie seit
langem von islamischen Ärzten durchgeführt weit vom Ort
der Krankheit entfernt oder - wie von Hippokrates seit Jahr-
hunderten empfohlen - nahe der erkrankten Organe durchgeführt werden? Es ergeht eine Aufforderung der Pariser Universität an Kaiser Karl V., die „neue", islamische Methode
per Dekret zu verbieten. Streitentscheidend wirkt sich letzt-
endlich ein Kunstfehler aus; ein Verwandter von Kaiser Karl
war durch einen, auf die alte, hippokratische Art und Weise
durchgeführten Aderlaß getötet worden. Verständlicherweise
unterblieb daher das geforderte Verbot.
Diese paradoxe, weil tödlich Wirkung des Aderlasses, war
durchaus kein Einzelfall. Häufig wird in den Werken satiri-
scher Dichter des 16. Und 17. Jahrhunderts wie Johnson und
Swift beschrieben, wie Ärzte ihre Patienten durch exzessives
Zur-Ader-lassen im wahrsten Sinne des Wortes ausbluten
ließen. Der Ausspruch „Ich finde die Medizin schlimmer als
die Krankheit" in dem Werk „Love's Cure" der englischen
Dichter Beaumont und Fletcher mag ein Hinweis darauf
sein.

Erst im Jahre 1628 beginnt die Geschichte der eigentlichen
Herz- und Kreislaufforschung in der Medizin. In diesem Jahr
widersetzt sich der englische Arzt und Physiologe William

Harvey (1578 - 1657) dem bisher gültigen Bild des Blutkreislaufes, wie es noch von Claudius Galenius (129 - 199 n. Chr.) erstellt wurde. Harvey erkennt als erster die Funktion des Herzens als „Motor des Kreislaufes", der alle Organe und Teile des Körpers mit Blut versorgt, beweist experimentell den Rückfluß des Blutes durch die Venen und etabliert erstmalig die Erkenntnis, daß der menschliche Kreislauf ein „geschlossenes System" darstellt. Harveys Forschungen bringen die Medizin auf den Weg in die Neuzeit.

Aber auch im 17. Jahrhundert ist die Medizin schon so behäbig und innovationsfeindlich wie heute. Rund einhundert Jahre dauert es, bis Harveys Erkenntnisse allgemein akzeptiert werden. Im Jahre 1726 führt Harveys Landsmann Stephen Hales erstmals Messungen des Blutdrucks an Tieren durch. An eine Messingkanüle, die er in die Halsarterie einer Stute einführt, schließt er ein gläsernes Steigrohr an. Durch wiederholte Blutentnahmen bis zum Tode des Versuchstieres durch den Blutverlust verändert er den Flüssigkeitsspiegel im Steigrohr und kann so die Zusammenhänge von Blutvolumen und Blutdruck herstellen.

Diese sogenannte „blutige" Form der Blutdruckmessung kann zwar nicht am Menschen durchgeführt werden, aber sie findet heute noch in der modernen Intensivmedizin in der blutigen Messung des zentralen Venendrucks ihre Entsprechung.

1896 beschreibt der italienische Assistenzarzt Scipione Riva-Rocci eine einfache Methode zur unblutigen Messung des Blutdrucks. Er bedient sich dabei einer aufblasbaren Gummimanschette und eines Quecksilbermanometers. Obwohl der Russe Nikolai Sergejewitsch Korotkow das Riva-Rocci-Verfahren weiterentwickelt, hat dieses Verfahren unter dem Namen seines Entdeckers auch bis heute seine Gültigkeit.

Im Jahre 1911 prägt der deutsche Internist Alfred Erich Frank (1884 - 1957) erstmals den Begriff der „essentiellen Hypertonie". Hiermit bezeichnet er jene Form des Bluthochdrucks, der nicht durch andere Faktoren wie z. B. Nierenerkrankungen hervorgerufen wird, also keine erkennbaren Ursachen hat.

Bis zu diesem Zeitpunkt war man davon ausgegangen, daß ein erhöhter Blutdruck entweder als Folge eines Nierenleidens oder einer Gefäßverkalkung zustande kommt Frank widersprach dieser These insofern, daß er die Gefäßverkalkung (Atherosklerose) als **Folge** und nicht als **Ursache** einer Hypertonie bezeichnete.

Den endgültigen Durchbruch der Differentialdiagnose einer Hypertonie bewirkte der in diesem Buch erwähnte Internist Frank Vollhardt (1872 - 1950) im Jahre 1923, als er auf dem Internistenkongreß in Wien die Unterscheidung in einen „roten" (= essentiellen) und „weißen" (= nierenbedingten) Bluthochdruck traf.

Aufgrund dieser Erkenntnisse erfolgte in den folgenden Jahren die Entwicklung blutdrucksenkender Medikamente durch die Pharmaindustrie. So werden im Jahre 1957 erstmals Behandlungsergebnisse mit dem Rauwolfiapräparat „Reserpin" veröffentlicht, im Jahre 1986 kommen erstmalig die Kalziumantagonisten zum Einsatz.

Somit stehen die Arbeiten von Professor Gottlieb Ludwig Tirala, dem Autor dieses Buches, in klarem zeitlichen Kontext zur Entwicklung einer modernen Bluthochdruckbehandlung. Von seiner ersten Publikation zu diesem Thema im Jahre 1928 bis hin zu der letzten aktuellen Auflage des vorliegenden Buches hat er seine Hand immer am Puls (oder besser am Blutdruck) der Zeit gehabt, seine Arbeiten sind heute noch so aktuell und revolutionär, wie vor 70 Jahren.

Danken möchte ich an dieser Stelle auch dem Sohn des Autors, Herrn Dr. med. Siegfried Tirala, der mir bei der Vorbereitung und Aufarbeitung dieses Werkes hilfreich zur Seite gestanden hat. Es soll nicht unerwähnt bleiben, daß Herr Dr. Tirala das Lebenswerk seines Vaters nach dessen Tode fortgeführt hat und daß er noch heute Interessierten und Betroffenen die Atemtherapie demonstriert und beibringt.

Rheine, im Juni 1997

Dr. Klaus Hoffmann

Einleitung

**Allgemein-
therapie
und
Organthe-
rapie**

Wer die Entwicklung der Heilkunde unbefangen betrachtet, der sieht von Anfang an zwei Ströme nebeneinander laufen, die sich manchmal fast zu berühren scheinen und manchmal so auseinander streben, als ob sie nie wieder zusammenkommen, obwohl sie ihre Herkunft aus ein und demselben Quellgebiet nicht verleugnen können und manche Arbeit geleistet worden ist, um sie in ein großes gemeinsames Strombett zu leiten.

**Spezialisie-
rung und
Ganzheit**

Diese beiden Ströme sind in der Medizin: die Allgemeintherapie und die Organtherapie. Wenn in den letzten dreißig Jahren viel von einer Krise der Medizin gesprochen worden ist, so kam dies vor allem daher, daß diese beiden Ströme vollkommen auseinanderzufließen schienen und die Organtherapie allein im Vordergrund des ärztlichen Forschens stand. Gleichwohl erhoben sich immer wieder Stimmen, die davor warnten, den ganzen Menschen aus dem Auge zu verlieren und die ausschließliche Betrachtung der Krankheitssymptome eines Organs als unzulänglich hinstellten.

Zwar ist die Spezialisierung in der Medizin nicht nur berechtigt, sondern notwendig. Aber ebenso wichtig ist der Versuch, der jedesmal wiederholt werden soll, allgemein auch auf den ganzen Menschen zu wirken. Das Lebendige entfaltet sich polar und rhythmisch, Einatmung und Ausatmung, Zusammenziehung und Erschlaffung, Aufbau und Abbau, Schlaf und Wachen - eines ist ohne das andere nicht möglich. So muß die moderne Heilkunst, die spezialistisch auch das Kleinste erfaßt und ihm ihr Augenmerk zuwendet, erweitert werden durch den Blick auf die Konstitution, den Typus, die Erbanlagen kurz auf den ganzen Menschen. Doch kein Mißverständnis! Nicht nur Zusammenschau der einzelnen Merkmale, sondern bewußtes ärztliches Wirken auf den Archäus, die Entelechie, die Ganzheit oder wie man diese innere Einheit nennen will - das ist Aufgabe der Allgemeintherapie.

Vergessen wir nicht, daß die Verhältnisse im lebendigen Körper ungeheuer kompliziert sind, und daß alle unsere

16

Kenntnisse vorläufig nur an der Schwelle des Lebendigen herumtasten, und daß jedes Problem, das gelöst wird, neue Probleme aufleben läßt. Je mehr Einzelheiten daher gesammelt werden - und es ist wichtig, daß man sie sammelt -, desto schwieriger wird die Übersicht und desto länger braucht der werdende Arzt dazu, im modernen Sinne vollwertig zu werden.

Am Krankenbett selbst aber droht die gleiche Gefahr durch die Zersplitterung, so daß die Vorteile der Arbeitsteilung, der Besitz spezialistischer Kenntnisse, die Nachteile nicht aufwiegen, die sich aus der rein spezialistischen Einstellung ergeben. Es ist daher kein Wunder, daß die überspezialisierte Medizin nicht die Erfolge aufzuweisen hat, die man eigentlich erwarten sollte, denn es ist unsere feste Überzeugung, gestützt auf langjährige Erfahrung, daß der ganze Mensch bei jedem Krankheitsfall von neuem beurteilt werden muß, und daß ohne Berücksichtigung der Konstitution und der Widerstandskraft des Patienten, ohne das intuitive Erraten der Reservekräfte des Kranken weder eine richtige Diagnose noch eine richtige Prognose gestellt und gar nicht ein richtiger Heilplan gemacht werden kann; denn um die Widerstandskraft eines Patienten exakt beurteilen zu können, mußte man eine ganze Reihe von wissenschaftlichen Methoden anwenden, die soviel Zeit erforderten, daß die richtige Hilfe in vielen Fällen zu spät käme.

Das Ganze - mehr als die Summe der einzelnen Teile

Unsere Methoden reichen obendrein nicht aus, um auch nur bei einer Geburt oder bei einer Lungenentzündung die Kraftreserven des Herzens wirklich exakt beurteilen zu können, denn auch im lebendigen Körper ist alles im Fluß. Das plötzliche Versagen eines Herzens, der Zusammenbruch des Kreislaufs kommt manchmal überraschend auch für den besten Arzt. Deshalb sind die hier angeschnittenen Fragen von allergrößter Bedeutung, und gerade die besten Ärzte haben sich mit dem Problem der Konstitution und der Widerstandskraft des Körpers auf das innigste beschäftigt. Ich vertrete seit vielen Jahren die Lehre, daß die Konstitution des Organismus nicht eine Summe der Teilkonstitutionen der einzelnen Organe, sondern vielmehr eine übergeordnete Einheit ist, die alle Regulationen und die gesamte Regenerationskraft eines Körpers umfaßt und leitet, und daß sie nichts anderes ist als der Ausdruck der zentralen Lebensenergie des Einzelwesens. Ich betone hier den Gegensatz zu einem berühmten Vererbungstheoretiker der früheren wissenschaftlichen Medizin, Martius, der um die Jahrhundertwende als einer der ersten ein Buch über Konstitution schrieb, das dem Sinne nach mit dem atomistischen Bekenntnis begann: „Die Gesamtkonstitution ist die Summe der Teilkonstitutionen der Organe".

Konstitution und Disposition

Der Organismus aber ist keine Summationserscheinung, kein atomistisches Gebilde, sondern eine dynamische Einheit mit einem Kraftzentrum, das Organe besitzt, die von innen heraus nach einem Plan entfaltet, gelenkt und reguliert werden. Wer auf diese Einheit losgeht und vom Kern aus zu behandeln bestrebt ist, wandelt auf Pfaden, die der größte neuzeitliche Arzt Paracelsus gewiesen hat, als er seine Lehre vom unsichtbaren Archäus aufstellte. Unter diesem Namen faßte er die gestaltende und Leistung regelnde Krafteinheit des Organismus zusammen.

Um die Mitte des 19. Jahrhunderts aber erweckte es den Anschein, als ob die Schule Virchows mit Allgemeinkrankheiten aufgeräumt hätte. Dann gäbe es natürlich auch keine Allgemeintherapie. Virchow selbst sprach nur von Organkrankheiten. Es gibt aber eine ganze Reihe von Erkrankungen, die, wie ich seinerzeit zusammenfassend geschrieben habe, auf eine angebotene Schwäche des äußeren oder des inneren Keimblattes (Ektoderm und Entoderm) oder des mittleren Keimblattes (Mesoderm) zu beziehen sind, so daß die davon Betroffenen gerade an den Organen erkranken, welche von dem einen oder von dem anderen Keimblatt abstammen.

Da gibt es Familien, in welchen sich bei der Schwäche des Ektoderms Erkrankungen des Nervensystems und der Sinnesorgane häufen, oder solche, in denen sich immer wieder Erkrankungen des Darms, der Leber, der Gallenblase einstellen, und solche Familien mit Herz- und Gefäßkrankheiten. Man könnte, um diese Gruppen mit einem neuen Namen zu versehen, sie die Ektodermiker, die Entodermiker und die Mesodermiker nennen.

Diese höhere Einheit der Krankheiten, die sich von einem Keimblatt ableiten und verschiedene Krankheitssymptome bedingen, deren gleichzeitiges Auftreten immer wieder aufgezeigt wird, soll uns aber nicht betören, auf einer etwas höheren Stufe über den früheren Organpathologen stehenzubleiben, denn über den Keimblättern steht der wachsende Organismus, der sich im Leben erhält, reguliert und regeneriert, von einem inneren Prinzip geleitet, das Paracelsus den Archäus nannte, die Vitalisten im 19. Jahrhundert als Lebenskraft bezeichneten, der Führer und Begründer des modernen Vitalismus, Driesch, Entelechie taufte und das ich „die wirkende Gestalt" nennen möchte.

Wer sich mit dem Grund des Lebendigen vertraut gemacht hat und auf diesen Urgrund selbst mit körperlichen oder seelischen Mitteln zu wirken strebt, der treibt Allgemeintherapie oder auch Konstitutionstherapie. Man kann, um bei einem Bilde zu bleiben, auf einen Körper von außen hinein, aber auch von innen heraus wirken. Ein kleines Beispiel soll das verdeutlichen. Jemand bekommt eine schwere Entzündung des Nervus ischiadicus und als Folge dieser Erkrankung heftige Schmerzen in den Beinen. Er kann nicht mehr gehen, die Muskeln schwinden, das Bein wird immer schwächer, er hinkt und schleppt das Bein nach. Jede Lokalbehandlung ist vergebens. Bäder, Wärme, Blaulicht, Rotlicht, Kurzwellenbestrahlung sind ergebnislos. Alle Medikamente und schmerzstillenden Einreibungen täuschen nur über wenige Stunden eine kleine Besserung vor.

Der aufmerksame Arzt merkt, daß der Patient an Vitamin B-Mangel leidet, dem ganzen Körper fehlt dieser Aufbaustoff, aber nur an dem einen Bein entstand die Neuritis. Der Kranke bekommt ein Hefepräparat, und nach wenigen Wochen ist er vollkommen geheilt. Dem ganzen Körper, allen Zellen fehlt in diesem Falle das Vitamin B, eine einzelne Stelle im Körper war scheinbar allein erkrankt - dadurch, daß man dem ganzen Körper das fehlende Vitamin zuführte, heilte der scheinbar allein erkrankte Einzelnerv.

Ein Beispiel für Lokal- und Allgemeinbehandlung

Dieser Ischiadicus, das scheinbar allein erkrankte Organ, ist jeweils der Ort des geringsten Widerstandes, auf lateinisch der locus minoris resistentiae. So haben die meisten Menschen einen Ort geringeren Widerstandes, erkrankt der eine leicht an Katarrhen, so der andere an Ausschlägen, der dritte wieder fängt jede Infektion, und der vierte geht wie ein Ritter mit undurchdringlichem Panzer ungeschädigt durch das Heer der Infektionserreger. Die Schwäche oder Anfälligkeit des Menschen äußert sich gemäß der von mir aufgestellten Regel nicht nur in einem Organ, sondern auch den zugehörigen Organen, welche von dem einen Keimblatt abstammen.

Ein Teil beeinflußt das Ganze Manchmal wird aber auch eine tiefgehende krankhafte Umstimmung der leib-seelischen Einheit sichtbar, oder es tritt eine krankhafte Veränderung der Gesamtkonstitution ein. Wenn dies von einer einzigen Pforte aus geschieht, so haben wir dann den umgekehrten Vorgang wie in dem ersten Beispiel. Es erscheint beim Arzt ein Patient, er ist blaß, schwach, leistungsunfähig, die Haltung ist schlaff, die Herztöne sind nicht rein, er klagt schon bei geringen Anstrengungen über Schmerzen in der Muskulatur, im Kreuz, aber auch am Herzen. Auch die Nieren arbeiten schwach, die Verdauung ist nicht in Ordnung, der Appetit schlecht. Im Blut findet man nur einen kleinen Mangel an rotem Blutfarbstoff, die anderen Veränderungen sind gering. Seit Jahren wird der Kranke, da angeblich keine spezifische Erkrankung vorliegt, so behandelt, als ob man eine Allgemeinerkrankung bekämpfen müßte. Er reist von Bad zu Bad, Stahl, Arsen, Radium, Schwefel, Kohlensäure- und Seebäder bessern den Zustand für einige Wochen, alle möglichen Diätvorschriften, Vitaminpräparate, Kaltwasserkuren, Luftveränderungen werden ihm vergeblich vorgeschlagen. Der Zustand des Kranken bessert sich nicht. Da bemerkt der Arzt, daß die beiden unscheinbaren, kleinen, blassen Rachenmandeln chronisch vereitert sind, sie werden nun ausgeheilt oder entfernt, und nach wenigen Wochen steht ein blühender frischer, leistungsfähiger Mensch vor uns.

Die Erkrankung eines kleinen Organs hat die Veränderung des Gesamtzustandes zur Folge gehabt, und alle Krankheitszeichen einer schweren Allgemeinerkrankung sind verschwunden, nachdem dies kleine Organ ausgeheilt worden ist. Es folgt daher der zwingende Schluß, daß man beide Wege gehen muß, denn die Behandlung des einzelnen Organs ist genauso wichtig wie die Behandlung des ganzen Menschen. Was jeweils im Vordergrund steht, zu beurteilen, ist der Kunst des Arztes vorbehalten. Dafür gibt es keine zu erlernende Regel.

Was gibt es nun für allgemeintherapeutische Maßnahmen? Die anerkannten Säulen der Allgemeintherapie waren: Schwitzen, Abführen, Aderlaß, Luftveränderung, Fastenkuren, Bäderkuren mit wechselndem Gehalt an gelösten Stoffen für die verschiedenen Gruppen von Kranken. Nun möchte ich die Atemtherapie, die am meisten bisher vernachlässigt worden ist, für die große Zahl der Kreislaufkrankheiten einfuhren, denn bisher wurde sie nur von ganz wenigen Ärzten gehandhabt und eigentlich nur beim Lungenemphysem, der Lungenblähung, durchgeführt. Ab und zu versuchte irgendein Außenseiter auch bei chronischer Bronchitis damit Erfolge zu erzielen. Hofbauer, der vor Jahren versucht hat, die Atmungstherapie bei Tuberkulose einzuführen, mußte davon Abstand nehmen, weil die Tuberkulose meistens die Stillegung der Atmung erfordert, aber nicht eine Vertiefung.

Allgemein- und Atemtherapie

Die Zahl der Krankheiten, die durch die Atmungstherapie geheilt werden kann, ist aber so groß, daß man immer wieder von neuem staunt, daß diese Therapie so lange unbekannt und unbeachtet blieb. Sie ist kein Feld für Kurpfuscher, denn hier gilt das Goethe-Wort: „Zwar ist es leicht, doch ist das Leichte schwer". Falsch durchgeführte Atmung kann dem Patienten bedeutenden Schaden zufügen.
Wie in dem einzelnen Fall die Atmungstherapie angewendet werden soll, das hängt durchaus von der richtigen Diagnose und der Bewertung aller anderen Umstände, wie: der überstandenen Krankheiten, des Lebensalters, der Organerkrankung, der Arbeitsverhältnisse, der Lebensweise, der Ernährung, ja des Sexualverhaltens und des Seelenlebens, ab.

Das Leichte ist schwer

Nur wer als Arzt dies alles mit berücksichtigt, wird mit der Atmungstherapie die Erfolge erzielen, von denen ich berichte, denn ohne Ehrfurcht vor dem Lebendigen ist jede ärztliche Arbeit eitel.

Kapitel 1

Blutkreislauf und Blutdruck

Die Wunder des Lebens umgeben uns, doch wenigen nur ist es gegönnt, sie bewußt zu erblicken. Den ungelehrten Menschen von heute erscheinen alle Äußerungen des Lebens selbstverständlich. Je tiefer wir aber eindringen in seine Gehege, desto verwickelter werden die einfachen Geschehnisse. Das Leben selbst mit seinen verschiedenen Äußerungen ist von einer geradezu beispielloser Kompliziertheit. Um einfache, aber lebenswichtige Vorgänge unbedingt sicherzustellen, umgibt die Natur sie mit dreifacher und vierfacher Sicherung, eine Regulation zieht die andere nach sich, unscheinbar und doch in ihrer Feinheit unerreicht. Mit verblüffender Sicherheit löst ein mechanischer Vorgang einen chemischen und dieser wiederum einen nervösen aus.

Wir aber haben von diesem Ineinanderspielen, das nach einem ganz bestimmten Plan abläuft, keine Ahnung, bis die Wissenschaft es an das Tageslicht bringt und zuerst dem Forscher und dann auch dem Laien enthüllt. Wenn wir z. B. in einem Hustenstoß ein Schleimteilchen aus der Lunge herausbefördern, so entsteht schon in der Luftröhre eine Geschwindigkeit des Luftstromes von 13 bis 32 Meter in der Sekunde, ja im Kehlkopf eine Geschwindigkeit von 50 bis 120 Meter in der Sekunde. Ein Sturm hat eine Geschwindigkeit bis zu 18 m in der Sekunde, Orkane bis zu 50 Sekundenmeter. Die fremden Teilchen werden also durch die organische Einrichtung von einem Luftstrom herausgefegt, der die Geschwindigkeit des stärksten Orkans um das 2½fache übertrifft.

Wie leicht und einfach sagt doch die Formel: Die Atmung besteht in der Aufnahme von Sauerstoff und in der Abgabe von Kohlensäure.

Von den erstaunlichen Eigenschaften des Blutes und seiner Gefäße wird später berichtet, doch das bis ins feinste geregelte Zusammenstimmen von Blutkreislauf und Atmung ist ein Wunder für sich, dem man in der Darstellung nur schwer und mühsam gerecht werden kann. Jeder muß zögern, wo er beginnen soll, denn kein Vorgang im Körper ist unabhängig von den anderen. Wo immer der Lehre mit solch einer Schilderung anfängt, dort setzt er schon anderes voraus; immer weiter muß er ausholen, um das Einfache zu erklären. Die Darstellung wird klar, man kommt leicht vom Hundertsten ins Tausendste. Wiederholungen sind daher unvermeidlich.

Diese Schrift ist nun dem Gefäßen gewidmet, aus der ungeheuren Mannigfaltigkeit der Beziehungen zwischen Blutkreislauf und Atmung einfache, grundlegende Regeln abzuleiten, welche dem Arzt und dem gebildeten Laien gleichermaßen verständlich sein sollten, damit durch das Verständnis dieser Vorgänge Vertrauen zur Heilatmung geweckt wird. Sie ist nicht nur eine neue, sondern auch eine exakte Methode, nicht etwa das Gebiet mystischer Schwärmerei oder ein Tummelplatz für zweifelhafte Heilkünstler, sie ist im Gegenteil aufgebaut auf der sicheren Grundlage modernster physiologischer Kenntnisse und Beobachtungen.

Die großen Erfolge der Heilatmung von denen hier im Buch berichtet wird, sind nicht etwa der Suggestivkraft eines Arztes zu verdanken, sondern sie werden jedem Arzt zuteil, wenn er sich bemüht, den von mir vorgezeichneten Weg zu gehen und seine Patienten genau nach den Vorschriften zu behandeln, die ich an verschiedenen Stellen bereits gegeben habe und auch in diesem Buch wiederhole. Es soll vor allem bei den Ärzten die Überzeugung festigen, daß durch die Heilatmung neue, wichtige und grundlegende Behandlungsformen der Allgemeintherapie eröffnet worden sind.

Früher wurde die Atmungstherapie nur ganz vereinzelt beim Lungenemphysem (Lungenblähung) angewendet, aber sonst nicht beachtet und bis heute in keinem Lehrbuch der inneren Medizin überhaupt erwähnt. - Sie bei den verschiedensten Kreislaufkrankheiten anzuwenden und auszubauen, war meine Aufgabe - deshalb besonders wichtig, weil die Kreislaufkrankheiten der verschiedensten Art, Herz- und Gefäßkrankheiten, Arteriosklerose (Arterienverkalkung), Blutdruckkrankheit oder essentielle Hypertonie (Blutdruckerhöhung) zahlenmäßig weitaus die häufigsten Krankheiten der modernen Menschheit sind; deshalb holen wir etwas aus, um die grundlegenden Begriffe des Kreislaufes und der Atmung zu erörtern.

Kapitel 2

Herz

Der treibende Motor des Blutes ist der Herzmuskel. Solange
das Herz arbeitet, empfängt es aus zuleitenden Blutgefäßen
Blut und drückt dieses wieder in ableitende Gefäße hinein.
Erst wenn der Tod eintritt, steht das Herz still. Die Gefäße,
in welche das Herz das Blut hineinpreßt, nennen wir Puls-
oder **Schlagadern**. An ihnen ist eine rhythmische Bewegung
ihrer Wände, der Puls, fühlbar. Die Schlagadern verzweigen
sich in immer feinere Gefäße, zuletzt in die Haargefäße, die
Kapillaren; die Haargefäße wieder setzen sich zu größeren
Gefäßen zusammen, die wir **Venen** oder Blutadern nennen
(Abb. 1).

Unter dem großen Blutkreislauf verstehen wir die Bewegung
des Blutes vom linken Herzen durch die Schlagadern zu den
Kapillaren, welche mit ihren feinsten Verästelungen alle
Zellen des Körpers umspannen, und den Rückfluß des Blutes
durch die Blutadern zum rechten Herzen.

Der große Blutkreislauf

Dieser große Blutkreislauf wird ergänzt durch die zweite
Achterschlinge, die wir den kleinen Blutkreislauf nennen. In
dem zweiten Blutkreislauf wird das gesamte venöse, d. h.
sauerstoffarme Blut aus dem rechten Herzen zu den Lungen
herangeführt, um dort Sauerstoff aufzunehmen und Kohlensäure abzugeben, und wird, nachdem es arterisiert, d. h. mit
Sauerstoff angereichert und von Kohlensäure zum Teil befreit worden ist, wieder zum linken Herzen zurückgebracht.

Das Herz selbst ist ein Hohlmuskel, der aus quergestreiften
Muskelfasern besteht. Quergestreifte Muskelfasern unterste-
hen im Körper gewöhnlich unserem Willen, der Herzmuskel
untersteht unserem Willen nicht. Die Muskelfasern des Herzens lassen gewisse Hauptfaserrichtungen erkennen, obwohl
sie nicht parallel oder strahlig angeordnet, sondern mitein-

Das Herz - ein Muskel

ander netzartig verfilzt und verbunden sind. Die Hauptfaser-richtungen verlaufen in Schleifen, die wie Spiralfedern um die Hohlräume des Herzens angeordnet sind. Wenn sich die-se Spiralfedern zusammenziehen, wird der Inhalt des Her-zens, das Blut, unter Druck gesetzt und kann auf diese Weise in die Gefäße hineingepreßt werden, so wie wir einen Gum-miballon in die Hand nehmen und ausdrücken können.

Das Herz gleicht einem unregelmäßigen Kegel, dessen Basis nach oben rechts und hinten, und dessen Spitze nach unten links und vorne gerichtet ist. Eine Längsfurche außen, die sogenannte vordere und hintere Längsfurche, teilt das Herz auch äußerlich in eine linke und rechte Hälfte, der innen die linke und rechte Herzkammer entspricht. Eine Querfurche trennt das Herz in zwei kleinere obere Vorkammern und zwei größere vordere und untere Kammern.

Herzerwei-terung bei Bluthoch-druck

Die relative Größe des Herzens zur Körperlänge und zur Weite der großen Schlagader ist je nach Alter und Entwick-lung, Gesundheit und Training verschieden; doch stimmt die Größe des Herzens gewöhnlich mit der der Faust überein. Wenn das Herz größer wird, ohne daß seine Muskeln stärker und dicker werden, sprechen wir einer Herzerweiterung (Dilatation), die wir im zweiten und dritten Stadium der Blutdruckkrankheit häufig vorfinden. Wenn auch die Mus-kelfasern an Umfang und Stärke zunehmen, bezeichnen wir dies als Herzhypertrophie.

Der Kühler (Lunge) kühlt den Motor (Herz)

Das Herz befindet sich in der Brusthöhle zwischen rechter und linker Lunge, dicht hinter dem Brustbein, etwas nach links. Die Herzspitze liegt bekanntlich im 5. Zwischen-rippenraum an der Knorpelknochengrenze der 5. und 6. Rip-pe, die Basis hinter der Mitte des Brustbeines und den Knor-peln der 3. Rippe. Deshalb wird die Vorderfläche des Her-zens von den rechten und linken Lungenflügeln mehr oder weniger bedeckt, je nach der größeren oder geringeren Aus-dehnung der Lungenflügel bei der Ein- und Ausatmung. So wird durch eine geniale Lösung in der Lagerung das Herz auch dauernd mit der Luft gekühlt, die durch die Lunge strömt: Der Motor ist von einem Kühler umgeben.

28

In den Schlagadern bewegt sich das Blut vom Herzen weg zu den einzelnen Organen. Die Schlagadern sind Röhren mit fester gelblichweißer und sehr elastischer Wand. Diese Elastizität der Wände ist von großer Wichtigkeit. Wenn sie durch Degeneration der Muskelfasern, Abnützung und Zerstörung der elastischen Fasern, Einlagerung von Kalksaüren und Stoffwechselschlacken abnimmt, entsteht die gefürchtete Arterienverkalkung. Es gibt verschiedene Arten der Sklerosierung und der Verkalkung, da sich die Kalksalm in der inneren oder der mittleren Haut der Gefäße (intima oder media) ansammeln können.

Die Adern als elastische Röhren

Die Arteriosklerose wird auch Atherosklerose genannt (von dem griechischen Wort atheros = Brei), ist aber eine besondere Form der Arterienverkalkung. Bei letzterer findet man nämlich Stellen der Innenwand, die wie mit einem Kalkbrei verschmiert aussehen. Die Verhärtung der Wand ist die Folge dieses Vorganges. Die elastischen Elemente in den Arterien werden oft überbeansprucht und überdehnt; zur Festigung, mithin anfänglich in einer zweckmäßigen Regulation, werden Kalksalze an den Stellen fester Schädigung der Wand eingelagert, und so kommt es dann im Verlauf dieses Vorganges zu fortschreitender Verkalkung.

Kalkablagerung an Gefäßwandschäden

Hoher Blutdruck löst also häufig die Arteriosklerose aus. Auf diese Weise werden besonders im höheren Alter die Schlagadern brüchig und können bei irgendeinem Ereignis, das den Druck in ihnen steigert, zerreißen und z. B. Blut ins Gehirn austreten lassen; es kommt dann zum Gehirnschlag. Die Wand der Schlagadern besteht aus einer Reihe von Häuten, deren mittlere aus glatten Muskelfasern zusammengesetzt ist, die bei starker Zusammenziehung das Gefäßrohr verengen, so daß weniger Blut in den betreffenden Bezirk kommt. Wenn sie hingegen schlaff werden und nachgeben, gelangt mehr Blut in den versorgten Gefäßbereich. (Abb. 2)
Diese glatten Muskelfasern werden von Nerven versorgt und gelenkt, die sowohl eine Zusammenziehung (Vasokonstriktion) als auch eine Erweiterung (Vasodilatation) bewirken können. Wir nennen sie daher auch Konstriktoren und Dilatatoren.

Diese Nerven haben ein eigenes Befehlszentrum im verlängerten Mark, der Medulla oblongata, eine Gruppe von Ganglienzellen, die wir als das Konstriktoren- und Dilatatorenzentrum bezeichnen und peripher durch besondere, kleinste Organe die sog. Beta-Rezeptoren unterstützt werden, die sich in den Gefäßwänden befinden.

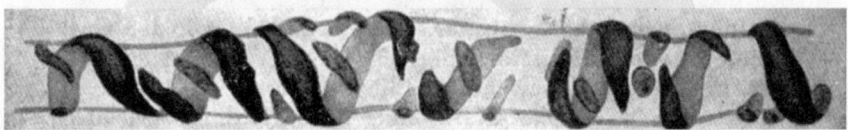

Abb.2: Wand einer kleinen Arterie (Arteriole). Glatte Muskelfasern, faßbänderähnlich um die Wand des Gefäßes gelegt. Sie verlaufen spiralartig und sind abgeplattet. Ganz ähnlich sind die Verhältnisse bei den Kapillaren.
Nach E. Abderhalden, Lehrbuch der Physiologie, Band 2

Kapitel 3

Elastizität der Gefäße

Die Bedeutung der Elastizität der Gefäße beruht auf folgendem: Aus einem starren Rohr wird jede Flüssigkeit ungleichmäßig strömen, sobald sie durch ein rhythmisches Pumpwerk hineingedrückt wird. Wenn das Rohr aber elastisch ist, so wird die Flüssigkeit, auch wenn sie rhythmisch in das Gefäßsystem hineingepreßt wird, aus ihm gleichmäßig ausströmen. Das gleichmäßige Strömen des Blutes in den Kapillaren wird also erreicht durch die Elastizität der Arterien, ohne die es ruckweise durch das Haargefäßsystem getrieben würde. Das wäre unzweckmäßig und eine Überbelastung der Kapillaren.

Die Elastizität der Gefäße ist für das Herz von ausschlaggebender Bedeutung, da durch sie dem Herzen ein großer Teil seiner Arbeit abgenommen wird. Wenn durch die Zusammenziehung des Herzens Blut in die Schlagadern hineingepreßt wird, d. h. zuerst einmal in die Aorta, die Hauptschlagader, so wird diese dadurch zunächst leicht gedehnt; sie setzt dieser Dehnung gleichzeitig einen Widerstand entgegen und hat das Bestreben, wieder in die Ruhelage zurückzukehren. Dabei drückt sie die 50 bis 60 ccm Blut, die bei jedem Schlag des Herzens ausgeworfen werden, in der Stromrichtung weiter. Die elastische Kraft der Gefäße arbeitet also gleichsinnig mit dem Herzen und fördert dadurch die Blutbewegung.

Einem starren Gefäßsystem gegenüber hätte das Herz eine unvergleichlich größere Arbeit zu leisten als bei dem elastischen Gefäßsystem, das durch diese seine Eigenschaft die Herzarbeit unterstützt. Nur ein kleiner Teil der Energie, die durch die Zusammenziehung des Herzens zur Verfügung steht, wird in Energie des strömenden Blutes umgewandelt, der größte Teil wird zur Überwindung von Widerständen verwendet, welche der Strömung des Blutes in den Gefäßen selbst entgegenstellen. Der größte Druck herrscht an der Austrittsstelle des Blutes aus dem Herzen, in der Aorta. In den größeren Schlagadern fällt der Druck nur ganz wenig ab.

Dieser Druck kann am einfachsten durch die Höhe gemessen werden, bis zu welcher das Blut spritzt, wenn man die Schlagader verletzt. Ein beträchtliches Absinken dieser Höhe kann man erst im präkapillaren Gebiet feststellen, im kapillaren Gebiet fällt dann der Druck sehr stark ab. Jedem ist es bekannt, daß bei der Verletzung einer Arterie das Blut weit und hoch spritzt, auch wenn es sich um ein ganz kleines Gefäß handelt, daß dagegen das Blut bei Verletzung einer Vene nicht herausspritzt, sondern nur herausläuft.

Der Druckwiderstand in den Kapillaren

In den Venen sinkt der Druck allmählich weiter, um schließlich auf Null zu fallen, ja unter gewissen Umständen negativ zu werden, was sich darin äußert, daß sogar Luft bei der Verletzung einer Vene in das Gefäß hineingesaugt werden kann. Es kann zu einer tödlichen Luftembolie kommen, indem die eingedrungene Luft durch das Herz in den Lungenkreislauf gelangt, wobei es erst infolge der vielen kleinen Luftbläschen in den Kapillaren der Lunge zu einer Verstopfung dieser feinsten Gefäße kommt. Der Druck des Herzens reicht dann nicht aus, die große Reibung zu überwinden, um diese Luftbläschen durch die Kapillaren zu treiben. Das Herz erlahmt und steht still.

Wenn nun auch im Kapillargebiet der Druck sehr gering ist, so werden doch dadurch, daß der gesamte Querschnitt der Kapillaren den der Hauptschlagader etwa 400mal übersteigt, auch wieder neue Widerstände und dadurch auch wieder neue Drucksteigerungen ausgelöst.

Der Druck des Herzens, der die Strömung des Blutes erzeugt, wird vornehmlich in den Kapillaren verbraucht, denn der Hauptwiderstand im gesamten Kreislauf befindet sich dort. Es ist so wie bei einem großen Strom: Wenn das Gefälle zunimmt, fließt der Strom rascher, ebenso wenn bei gleichbleibendem Gefälle das Strombett plötzlich enger wird. Wenn aber der Strom sich in ein Delta auflöst und dadurch das Strombett bedeutend erweitert wird, verlangsamt sich auch die Strömung bei gleichbleibendem Gefälle bedeutend.

Für die Stromgeschwindigkeit ist nicht der an einer Stelle herrschende Druck allein maßgebend, sondern das Druckgefälle. Dieses wird dauernd verändert und aufs feinste eingestellt - je nach den Anforderungen des Körpers - durch Wechsel der Weite und Spannung im Gebiete der kleinen und kleinsten Arterien, der Arteriolen und der Kapillaren. Die Geschwindigkeit des Blutstromes in den Arterien schwankt je nach den Gefäßbezirken zwischen 50 cm und 0,8 mm pro Sekunde. Das ist aber eine mittlere Zahl. Am raschesten strömt das Blut in der Mitte, am langsamsten an den Wänden der Blutgefäße.

Ein Blutkörperchen an der Wand z. B. wird häufig liegen bleiben, ja vielleicht sogar zum Stehen kommen, weil dort die Reibung am größten ist - ein Blutkörperchen, das sich in der Mitte bewegt, wird am raschesten forteilen. (Diese Stromgeschwindigkeit darf mit der Geschwindigkeit der Pulswelle nicht verwechselt werden.)

Der Druck-, der auf der Gefäßwand an jeder Stelle einer Schlagader lastet, ist gleich der Spannung, die das Gefäß seinem Inhalt entgegensetzt, um den Druck auszuhalten. Der Druck aber in den Arterien schwankt je nach dem Zustand des Herzens, der Systole = Zusammenziehung und der Diastole = Erschlaffung.

Zusammenziehung (Kontraktion) und Erschlaffung(Dilatation) des Herzens

Wenn das Herz sich zusammenzieht, steigt der Druck im Inneren der Schlagadern. Wir nennen diesen den systolischen Druck. Wenn das Herz erschlafft, sinkt der Druck in den Arterien etwas ab, und wir sprechen vom diastolischen Blutdruck. Der systolische Blutdruck in den großen Arterien beträgt etwa 100 bis 130 mm Quecksilber (Hg), der diastolische etwa 70 bis 90 mm Hg. Wenn das Blut also bei einer Kontraktion die normale Menge von Blut, etwa 60 ccm, in die Peripherie wirft, so steigt der Druck etwa um 30 bis 40 mm Hg an. Diese Werte gelten für erwachsene, gesunde Menschen. Beim Kind ist der systolische Blutdruck geringer, steigt bis ungefähr um das 20. Jahr und bleibt dann etwa 10 Jahre konstant; im 30. Jahr steigt er wieder an und bleibt zwischen dem 30. und 40. Jahr beim gesunden Menschen ungefähr auf gleicher Höhe.

33

Aus der Größe des Unterschiedes zwischen systolischem und diastolischem Blutdruck, dem sogenannten Pulsdruck, läßt sich ein Schluß auf die Herzkraft ziehen. Je größer der Pulsdruck ist, desto geringer sind die Herzkraftreserven. Bei 80 von mir untersuchten Ringkämpfern und Schwerathleten, die in der Welt von Konkurrenz zu Konkurrenz reisten, betrug der Pulsdruck nur 10 bis 15 mm Hg. - Wenn der Pulsdruck zwischen 10 und 40 mm Hg schwankt, haben wir es mit einem kräftigen Herzen zu tun.

Kapitel 4

Blutdruckmessung

Der Blutdruck beim Menschen wird durch verschiedene Methoden, meist indirekt, festgestellt. Man mißt nämlich den Druck, der notwendig ist, um das Einströmen des Blutes in einen bestimmten Gefäßbezirk zu verändern. So wird durch Manschetten, die man am Oberarm anlegt, die Schlagader des Armes so lange zusammengedrückt bis das Blut nicht mehr in die Radialis, die Arterie am Handgelenk, einströmt und der Pulsschlag nicht mehr zu fühlen ist.

Es ist nicht gleichgültig, wie die Manschette angelegt wird, ob sie ruhig oder brüsk aufgeblasen wird und lang oder kurz anliegt. So kommt es, daß verschiedene Ärzte an demselben Patienten, wenn sie nicht gleichmäßig arbeiten, verschiedene Werte des Blutdrucks ablesen können. Auch spielt die Erregung des Patienten, der vom Arzt beobachtet wird, sicherlich immer wieder eine Rolle. Das muß bei Nachprüfungen beobachtet werden, denn gerade bei den Hypertonikern, den Menschen, die an hohem Blutdruck leiden, ist immer eine stärkere Nervosität festzustellen, die dann dazu führt, daß sie jede Messung mit einer kleinen Erregung und daher auch mit einer kleinen Blutdrucksteigerung beantworten, die besonders dann größer wird, wenn sie einmal festgestellte Werte zur Kontrolle von anderen Ärzten überprüfen lassen.

Ich habe nun im Laufe der letzten 15 Jahre eine kleine Entdeckung auch auf diesem scheinbar tausendfältig überprüften Gebiet gemacht.

Es gibt drei Typen von Menschen, die man nach ihrer Reaktion auf die Blutdruckmessung unterscheiden kann:

- Bei der ersten Gruppe ergibt die erste Messung den höchsten Wert, bei der zweiten und dritten Messung sinkt der Blutdruck um 5 bis 20 mm ab und bleibt so.
- Bei der zweiten Gruppe ist das Gegenteil der Fall. Die erste Messung ergibt den niedrigsten Wert, die zweite und die folgenden Messungen ergeben um etwa 5 bis 10mm höhere Werte.

● Die dritte Gruppe zeigt den gleichen Wert bei der ersten und bei den folgenden Messungen.

Seelische Einflüsse auf den Blutdruck

Im Laufe des Tages steigt der Blutdruck bei den meisten Menschen mehr oder weniger an. Wie stark aber seelische Komponente eine Rolle spielen, sollen zwei Beispiele zeigen: Ein gesunder, kräftiger Arzt von 50 Jahren mit einem normalen Blutdruck von 125/80 muß ein Gesundheitszeugnis von einem Polizeiarzt holen. Er muß in einem kleinen, unfreundlichen, schlecht gelüfteten und viel frequentierten Zimmer warten, kommt dann an den aktenüberfluteten, unordentlichen Tisch des Amtsarztes. Bei der Blutdruckmessung ergibt sich ein Wert von 180/120.

Heimgekehrt hat der Arzt wieder 125/80.

Das zweite Beispiel: Einer meiner Patienten, der 50 Jahre alte Schweizer Seidenfabrikant E. B., wohnt in Lyon. Er kommt wegen einer schweren Hypertonie zu mir und wird nach 4 Wochen als geheilt entlassen.

Da sich die Internisten in Lyon vergeblich um seine Heilung bemüht hatten und sich mein Erfolg herumgesprochen hatte, lud ihn die Universitätsklinik für innere Krankheiten zu einer Nachuntersuchung ein. Er erschien nach 9 Uhr vormittags zur Messung und hatte 185/115.

Die Ärzte lächeln überlegen - Heilung? - Doch der Chefarzt ersucht den Patienten, mittags nochmals zu kommen. Resultat: 155/105. Der Patient wird gebeten, abends zum drittenmal zu erscheinen. Welch Erstaunen: 135/90.

Man muß die Genauigkeit und die Objektivität der Lyoner Universitätskliniken ganz besonders loben.

Negativer Druck in den Venen

Durch die Venen strömt das Blut aus dem Kapillargebiet wieder dem Herzen zu. Der Druck in den Venen ist bedeutend geringer als in den Arterien, z. B. in der Armvene etwa 3,8 mm Hg und in den großen Venen sogar negativ. Der negative Druck in den großen Venen wird durch das Ansaugen des Blutes in die Brusthöhle hervorgerufen. Damit haben wir eine neue, wichtige Tatsache kennengelernt. **Durch die Tiefatmung wird das Blut aus der Peripherie in den Brustkasten hineingesaugt. In den großen Venen entsteht**

ein starkes Gefälle, da der Blutdruck in ihnen fast auf Null sinkt.

So wird der Umlauf des Blutes in den Adern durch die bloße Tätigkeit des Einatmens bedeutend gefördert, und es wird auch dem Laien klar, daß durch alle Methoden, die mit Hilfe der Sauerstoffatmung oder gewisser Apparate die Arbeit beim Einatmen verringern, diese ursprüngliche Förderung der Herztätigkeit verlorengeht.

Um die Rückkehr des Blutes zum Herzen zu erleichtern, sind in den Venen Klappen angebracht, die ein Zurückströmen in die Venen verhindern. Solange diese Klappen dicht schließen, kann es also nicht geschehen, daß das Blut, wenn z. B. eine Vene unter Druck steht oder bei einer Bewegung leicht gepreßt wird, in die Peripherie zurückströmt, sondern jeder Druck von außen oder von innen auf die Vene kann sich nur so auswirken, daß die Blutsäule nach dem Herzen zu weitergehoben wird.

Dieses Zusammendrücken von Venen kommt bei der Muskeltätigkeit vor, daher fördert jede Muskeltätigkeit den Blutkreislauf, ganz abgesehen davon, daß jedem Muskel, der arbeitet, mehr arterielles Blut durch einen sehr verwickelten Vorgang im Nervensystem - auch eine Regulation - zugeleitet wird.

Die Rückkehr des Blutes

Wenn auch das Herz eine Sonderstellung unter allen Blutgefäßen einnimmt, indem es sich aus dem embryonalen, kontraktilen Gefäß im Verlauf der Entwicklung zu dem höchst zweckmäßigen und dem Bauplan des Ganzen entsprechend funktionierenden Organ entfaltet, so sind die Blutgefäße von der eigentlichen Kreislauftätigkeit doch nicht ausgeschaltet. Henderson hat nachgewiesen, daß auch die Venen kontraktile Organe sind, die eigene, spontan wirkende Kräfte besitzen und den Kreislauf im Sinne des Ganzen fördern.

Genau wie der Puls an jeder Arterie ist ein rhythmisches Schwanken im Druck in jeder Vene zu verzeichnen, der unabhängig vom Herzen ist, was sich bestätigt, wenn man die Aorta unterbindet. Der Druck sinkt bei der Inspiration (Einatmung) leicht ab und steigt bei der Exspiration (Ausatmung) leicht an. Diese Bewegungen der Venenwände sind

Die kontraktilen Kräfte der Venen

also mit der Herzaktion gekoppelt, allerdings um eine Phase verschieden.

Wenn sich nämlich die Halsschlagader ausdehnt, so daß der Pulsschlag zu fühlen ist, zieht sich die Schenkelvene gerade etwas zusammen. Wenn man die Bewegungen der Arterie und der Vene gleichzeitig und übereinander aufzeichnet, so entspricht dem Druckkurvengipfel der Arterie ein Kurvental der Vene, weil die Pulswelle eine beträchtliche Zeit braucht, um von der Arterie über die Kapillaren zu den Venen weitergeleitet zu werden.

Wenn der Arteriendruck sinkt, steigt der Venendruck, mit einem Wort: Arterien und Venen sind keinesfalls nur elastische Röhren, in denen das vom Herzen bewegte Blut fließt, sondern Herz, Arterien, Kapillaren und Venen pulsieren gemeinsam nach einem ursprünglichen Bau- und Leistungsplan, um den Kreislauf aufrechtzuerhalten, regen sich gegenseitig an und lösen sich ab; sie unterstützen sich und sind aufeinander in überaus feiner Weise abgestimmt.

Kapitel 5

Die Wirkung der Atmung auf den Kreislauf

Die Einatmung und die Ausatmung haben ihre besondere Wirkung auf den Kreislauf und vor allem auf den Blutdruck. Bei der Einatmung strömt das Blut in vermehrtem Maße nach dem rechten Herzen. Dadurch steigt die Blutmenge, welche dem Herzen zur Verfügung gestellt wird an, das Schlagvolumen wird größer. Gleichzeitig wird durch das Tiefertreten des Zwerchfells, einen Vorgang, den wir anschließend genau besprechen wollen, das Blut, das in dem oberen Teil des Bauches sich befindet, ebenfalls dem Herzen zugetrieben. Dagegen ist die Systole des Herzens, das heißt der Akt des Zusammenziehens, durch die Einatmung erschwert.

Bei der Ausatmung geschieht das Gegenteil, die Systole wird erleichtert, und das rechte Herz bekommt weniger Blut; dadurch sinkt der Blutdruck in der Hauptschlagader. Man kann sich diesen wichtigen Vorgang durch die einfache Regel leicht merken: Die Erweiterung des Brustkorbes bei der Einatmung fördert die Erweiterung des Herzens (Diastole); die Verkleinerung des Brustkorbes bei der Ausatmung fördert die Verkleinerung des Herzens (Systole). Infolge der stärkeren Füllung des Herzens bei der Einatmung kommt es auch zu einer Frequenzsteigerung, bei der Ausatmung zur Verlangsamung des Herzschlags.

Außerdem wird durch die Atemtätigkeit auch ein Einfluß auf die Weite der Blutgefäße dadurch ausgeübt, daß die Zentren, die die Ausweitung und Zusammenziehung regeln, in ihrer Erregbarkeit durch die Ein- und Ausatmung beeinflußt werden. Ebenso wie beim Herzen, das ja physiologisch auch als ein muskulöses Blutgefäß aufgefaßt werden kann, geht die Einatmung mit einer leichten Gefäßerweiterung Hand in Hand, die durch eine Veränderung des Tonus (Spannungszustand) und der Erregung in dem Konstriktorenzentrum zustande kommt.

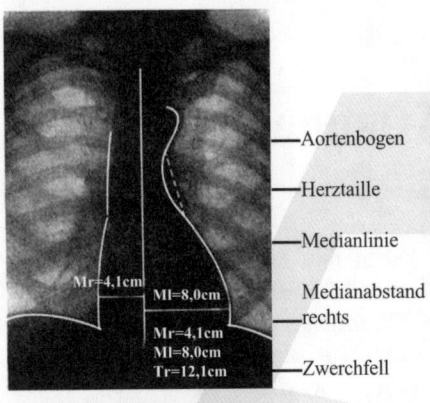

—Aortenbogen

—Herztaille

—Medianlinie

Medianabstand
—rechts

—Zwerchfell

Mr=4,1cm
Ml=8,0cm
Mr=4,1cm
Ml=8,0cm
Tr=12,1cm

Abb. 3: Brustatmung

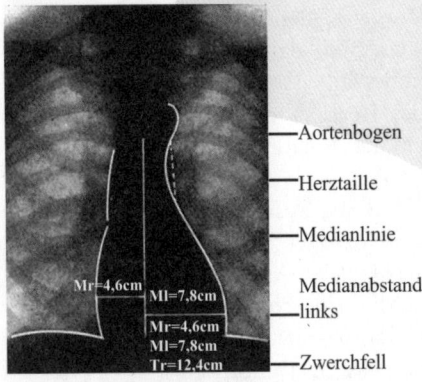

—Aortenbogen

—Herztaille

—Medianlinie

Medianabstand
—links

—Zwerchfell

Mr=4,6cm
Ml=7,8cm
Mr=4,6cm
Ml=7,8cm
Tr=12,4cm

Abb. 4: Bauchatmung

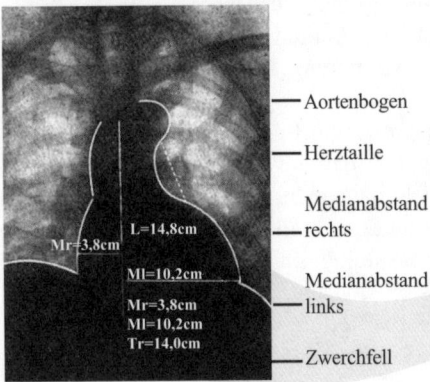

—Aortenbogen

—Herztaille

Medianabstand
—rechts

Medianabstand
—links

—Zwerchfell

Mr=3,8cm
L=14,8cm
Ml=10,2cm
Mr=3,8cm
Ml=10,2cm
Tr=14,0cm

Abb. 5: Ausatmung

40

Der eben beschriebenen Erscheinung wirkt aber die Bewegung des Zwerchfells entgegen. Das Zwerchfell tritt bei der Einatmung um 2 bis 4 cm tiefer. Es senkt sich also dem Becken zu, und das Herz, das auf dem Zwerchfell aufruht, wird um einen ähnlichen Betrag verlängert und dadurch auch schlanker. Bei der Ausatmung geschieht das Gegenteil. Das Zwerchfell steigt wieder höher, dadurch erscheint das Herz kürzer und breiter. Wie stark diese Formveränderung ist, geht aus den beiliegenden Röntgenbildern hervor, welche das gesunde Herz eines sehr kräftigen Mannes in größter Einatmungs- und Ausatmungsstellung zeigen (Abb. 3, 4 und 5).

Abbildungen 3-5: Fernaufnahmen des Herzens. Bei der Ausatmungsstellung des Herzens sieht man das Zwerchfell höher, auf dem das Herz in breiter Basis ruht, das Herz bedeutend kürzer und breiter, auch die sogenannte Herztaille ist plumper als bei der Einatmung, bei der das Herz bedeutend verlängert ist, da das Zwerchfell um mehr als 4cm nach abwärts gerückt ist. Man sieht, daß der obere Teil der Herzfigur auf allen Abbildungen an der selben Stelle geblieben ist. Der Unterschied im Transversaldurchmesser des Herzens, der gleich der Summe des rechten und linken Medianabstandes ist, beträgt:
Stärkste Einatmung:
Brustatmung
Mr= 4,1 cm/ Ml= 8,0 cm/ Tr= 12,1 cm
Bauchatmung
Mr= 4,6 cm/ Ml= 7,8 cm/ Tr= 12,4 cm
Stärkste Ausatmung:
Mr= 3,8 cm/ Ml= 10,2 cm/ Tr= 14,0 cm

Kapitel 6

Das Erregungszentrum

Alle Blutgefäße werden von Nerven versorgt, die sowohl eine Verengung als auch Erweiterung, Vasokonstriktion und Vasodilatation, bewirken können. Bei den Kapillaren geschieht diese Regulation entweder unter dem Einfluß der Nerven oder als eine Eigenleistung, die auch dann noch eintritt, wenn die Nerven vollkommen ausgeschaltet sind. Die Gefäßmuskeln, die in den Arterien, aber auch in den Kapillaren, eine ausgesprochene Ringmuskulatur bilden und gleich Faßreifen die Gefäße umgeben, haben einen sogenannten „Tonus", d. h. eine bestimmte Länge, Spannung und Härte, die unter der Herrschaft des Nervensystems stehen. Der Tonus ist zum großen Teil durch die Dauererregung, die die verengernden und erweiternden Nerven heransenden, geregelt.

Ein feinstes Spiel von wechselnden Impulsen sorgt dafür, daß eine bestimmte Weite der Gefäße erhalten bleibt. In der Regel überwiegt der Tonus der Vasokonstriktoren. Gerade bei der Hypertonie bekommen aber die Konstriktoren gewöhnlich derartig die Oberhand, daß die Verengerung der Arteriolen und Präkapillaren zu einem Dauerzustand wird und auf diese Weise der Blutdruck, im gesamten Gefäßgebiet in die Höhe getrieben, abnorm hoch bleibt.

Auch die Venen stehen unter der Einwirkung der gefäßverengernden Nerven. Diese haben einen einheitlichen Ursprung im Gebiet des Nervus sympathicus (s. Abb. 22). Das Konstriktoren- und Dilatatorenzentrum liegt im verlängerten Rückenmark rechts und links von der Mittelebene und wird durch eine Anhäufung von Ganglienzellen in der Gegend des Austritts des Gesichtsnerven, des Nervus facialis, gebildet. - Von allen Teilen der Großhirnrinde aus ist es möglich, durch Reizung das Konstriktorenzentrum zu erregen und dadurch eine Verengerung der Gefäße herbeizuführen.

In der Großhirnrinde liegen die Zentren für die verschiedenen Sinnesorgane, für das Sehen, Hören, Tasten usw. Es werden daher alle Erregungen der Außenwelt, die uns zu Bewußtsein kommen, auch eine erregende Wirkung auf das Konstriktorenzentrum haben. Kein Wunder, daß, wenn die verschiedenen Erregungen der Außenwelt zu häufig und zu stark auf die Menschen einwirken, dadurch das Konstriktorenzentrum dauernd zuviel Reize an die ihm unterstellten Gefäße leitet, und daß Menschen, die zuviel Reize aufnehmen und verarbeiten, da sie im Lärm und in der Hast des Großstadtlebens stehen, an einer dauerndem Übererregung des Konstriktorenzentrums und dadurch Blutdruckerhöhung leiden.

Dagegen ist es nur von einer Stelle der Großhirnrinde, vom Scheitellappen aus, im Experiment möglich, eine Blutdrucksenkung auszulösen, weil eben diese Stelle mit dem Vasodilatatorenzentrum in Verbindung steht und die Erregung, die an dieser Stelle der Großhirnrinde mitgeteilt wird, an das Gefäßerschlaffungszentrum weitergibt. Von dort aus wird dann die Gefäßerweiterung durch die Vasodilatatoren durchgeführt. - Bei der Erstickung wird das Vasomotorenzentrum durch die Anhäufung von Kohlensäure stark erregt, es kommt zu einer Steigerung des Blutdrucks infolge einer krampfartigen Zusammenziehung der Gefäße. **Aus dem gleichen Grund werden auch die Arterien nach dem Tode immer blutleer angetroffen.**

Kapitel 7

Chemische Regulation

Außerdem wird der Blutdruck nicht nur von dem Konstriktorenzentrum, also durch Nervenerregung auch der Beta-Rezeptoren hochgehalten, sondern auch durch chemische Stoffe reguliert. Die Nebennieren sondern verschiedene Stoffe in das Blut ab, darunter das Noradrenalin, das auch in sehr geringen Dosen über die Beta-Rezeptoren eine starke Zusammenziehung der Gefäße und dadurch Blutdruckerhöhung zur Folge hat. Normalerweise wird diese Regulation gar nicht angewandt - das im Blut in äußerst geringer Menge kreisende Adrenalin, das eine stärkere Kontraktion der Gefäße hervorriefe wenn es in stärkerer Konzentration im Blut kreisen würde, dient nur der richtigen Verteilung des Blutes.

Die verschiedenen Organe bekommen je nach ihrer Wichtigkeit. Gehirn, Niere, Leber, sehr viel mehr Blut in der Zeiteinheit, als z. B. Muskeln oder Bindegewebe. Bei Erstickung sondern die Nebennieren mehr Adrenalin ab. Es kommt zu stärkster Blutdrucksteigerung.

Die Weite der Kapillaren wird noch durch eine Reihe von anderen Stoffen reguliert, ein besonders wichtiger ist das Histamin. Die Kapillaren werden durch diesen Stoff erweitert, während die Arterien verengt werden. Auch dieses Spiel der Kapillaren ist von außerordentlicher Bedeutung für die Strömungsgeschwindigkeit des Blutes und für den Blutdruck. Die Kapillaren haben nämlich eine gewisse Sonderstellung, sie sind geradezu ein physiologisches Organ für sich und stehen den Arterien unter Umständen selbständig gegenüber. Eine Reihe von Forschern wollte die Kapillaren allein für die Entstehung der Blutdruckkrankheit verantwortlich machen. Man unterschied den roten und den blassen Hochdruck, je nach der Gesichtsfärbung der Patienten. Später darüber Genaueres.

Die Gesichtsfarbe ist von dem Spiel der Kapillaren abhängig. Sind die Kapillaren fest zusammengezogen, so ist das Gesicht blaß; ist das Gesicht auffallend rot, so handelt es

sich um eine Erweiterung der Kapillaren. Beim roten Hochdruck ist an den etwa U-förmig verlaufenden Kapillaren der
zuführende sog. arterielle Schenkel kontrahiert, der venöse
Schenkel stark erweitert. - Um einen Begriff von dem Fas-
sungsvermögen der Kapillaren zu bekommen, muß man sich
vor Augen halten, daß, wenn wir die Gesamtheit der Muskeln des Menschen auf ungefähr 5 kg schätzen, die gesamte
Kapillaroberfläche 6300 Quadratmeter beträgt. Wenn man
die Röhrchen aneinanderreiht, würde sich eine Länge von
100000 km ergeben, d. h. man könnte die aneinandergereih-
ten Kapillaren 2½mal um den Äquator legen, und dabei handelt es sich lediglich um die Kapillaren der Muskulatur!

Nur so ist es auch verständlich, daß bei der Atmung das Blut
in der Lunge mit der Luft so leicht und gründlich in Berührung kommt; denn die Kapillaroberfläche in den Lungen
schließt sie an die Oberfläche der Lungensäckchen, d. h. des
Alveolar-Epithels, das eine Fläche von 100 Quadratmeter be-
decken würde, an. So wird also das Blut in der Lunge sozusagen aber 100 Quadratmeter in dünnster Schicht ausgebrei-
tet, damit der Gasaustausch, die Ausscheidung der Kohlensäure und die Aufnahme von Sauerstoff, rasch und sicher vor
sich gehen können.

Kapitel 8

Äußere Atmung

Wir unterscheiden eine äußere und eine innere Atmung. Den Gaswechsel in den Lungen, die Aufnahme von Sauerstoff und die Abgabe von Kohlensäure, nennen wir Lungenatmung oder äußere Atmung; den Gaswechsel zwischen dem Blut in den Kapillaren und den Geweben, der in der Sauerstoffabgabe und Kohlensäureaufnahme besteht, nennen wir innere Atmung.

Sprechen wir zuerst von der äußeren Atmung. Die Lungen sind in den Brustkorb so eingefügt, daß sie in dauerndem Spannungszustand erhalten werden. Der Brustkorb ist in gewissem Sinne zu weit, der äußere Luftdruck aber, der von der Mundhöhle über die Luftröhre auf die Bronchien bis in die Lungensäckchen reicht, preßt die Lunge fest an die innere Brustwand an.

Dadurch folgt die Lunge passiv jeder Bewegung des Brustkorbes. Erst wenn aus irgendeinem Grunde, z. B. bei einer Verletzung, der Brustkorb geöffnet wird, dann fällt die Lunge zusammen, sie nimmt ihre normale Stellung, die Ruhestellung, ein.

Bei der Einatmung wird die Wirbelsäule gestreckt und der ganze Brustkorb durch die Einatmungsmuskeln erweitert, indem das Brustbein nach vorne und etwas nach oben bewegt wird und die Rippen nach aufwärts gehoben werden. Die Lunge, die der Wand des Brustkorbes und dem Zwerchfell bis auf einen kapillaren Spalt dicht anliegt, muß den Bewegungen des Zwerchfells und der Brustwand folgen und wird weiter ausgedehnt, die Atmungsluft kann durch die Lungen eintreten.

Die Lunge folgt den Bewegungen des Zwerchfells

Der wichtigste Atemmuskel ist das Zwerchfell, das den Körper in einen Brust- und Bauchraum teilt und seine Impulse vom Nervus phrenicus (Zwerchfellnerv) erhält. Der flache

Unser wichtigster Atemmuskel: Das Zwerchfell

Muskel bildet zwei Kuppeln, eine höhere rechts für die Leber, eine niedere links für Magen, Darm und Milz. Die Kuppeln sind in der Mitte durch eine sehnige Platte, das Zentrum tendineum, verbunden, von dem aus verschiedene Muskelstränge an Brustbein, Rippen und Wirbelsäule herantreten und dort ihren Haftpunkt finden. Die Speiseröhre, die großen Blutgefäße, Nerven und viele Lymphgefäße durchbohren die Muskelplatte des Zwerchfells, das nach unten mit der Leber, nach oben mit dem Herzbeutel in inniger Beziehung steht. Besonders zahlreich ziehen Lymphgefäße vom Zwerchfell zur Leber, so daß bei der Bewegung des Zwerchfells auch ein starker Lymphstrom von und zu der Leber erzeugt wird, ganz abgesehen von der Blutbewegung, über die später gesprochen wird.

Das Zwerchfell „zieht" das Herz

Auf der Mitte des Zwerchfells ruht das Herz. Der Herzbeutel selbst ist mit dem Zwerchfell verwachsen, es wird also das Herz bei der Bewegung des Zwerchfells mitgezogen. Die beiden Kuppeln des Zwerchfells werden bei der Zusammenziehung des Muskels abgeflacht, gleichzeitig heben sie sich von der Brustwand, der sie bei der Ausatmung anliegen, so ab, daß die Lunge in die sich öffnenden keilförmigen Räume hineinrücken muß.

Das Zwerchfell -vom Atemzentrum gesteuert

Die Zusammenziehung des Zwerchfells ist aber nicht eine einfache Zuckung. Sie dauert 4- bis 8mal länger als eine solche und ist nicht nur eine kurz dauernde tetanische Bewegung, sondern es findet dabei auch eine Veränderung des Grundtonus des Zwerchfells statt: Der Tonus seiner Muskelfasern bei der Einatmung zu, bei der Ausatmung ab. Der Ausgleich des Tonus, populär gesprochen der inneren Spannung des Zwerchfells, findet aber zentral im verlängerten Mark und Mittelhirn statt. Der Tonus fließt zwischen Atemzentrum, Phrenicus- und Vaguskern je nach der Größe der Einatmung hin und her, nimmt zu oder ab; dadurch wird auch die Zahl und Tiefe der Atembewegungen bestimmt. Ein kleines Schema, welches ich beigebe, soll diese Verhältnisse verdeutlichen (Abb. 6)

46

Mit einem Blick wird es klar, daß bei der Einatmung das Zwerchfell tiefer rückt, sich abflacht, sich von der Brustwand abhebt und dadurch die Erweiterung der unteren Lungenränder erzwingt. Viele Menschen können in der Rückenlage nicht so gut atmen und ihren Lufthunger stillen, weil die Druckverhältnisse im Brust- und Bauchraum im Liegen andere sind als im Stehen oder Sitzen. Vor allem drängen die Baucheingeweide im Liegen das Zwerchfell weiter kopfwärts, dadurch muß die Lunge stärker zusammenfallen; das ist der wahre Grund, warum bei vielen Herzkranken die Rückenlage nicht möglich ist. Sie leiden, wie man sagt, an einer Orthopnoe und können nur im aufrechten Zustand atmen. Beim Flachliegen steigert sich ihre Atemnot, denn nur beim Sitzen oder Stehen kann du Zwerchfell in den Bauchraum hinabsinken, weil die Baucheingeweide nicht mehr dagegendrücken.

Baucheingeweide drücken gegen das Zwerchfell

Außer dem Verschluß des Bauchraumes durch das Zwerchfell brustraumwärts, gibt es aber noch einen zweiten muskulären Verschluß des Beckenraumes, der den nach unten gerichteten Ausgang abschließt: das sogenannte Mittelfleisch; die Muskeln, welche am Damm zu tasten sind und als eine kompliziert gebaute Achterschlinge Mastdarm und Harnröhre umschließen, bilden den Abschluß des Beckens nach außen - das Beckenzwerchfell. Auch dieses bewegt sich beim Gesunden während der Inspiration nach außen, bei der Ausatmung nach innen. Diese Bewegung kann jeder an sich selber tasten, der den Finger auf den Damm auflegt und ruhig atmet.

Das „Beckenzwerchfell"

Hier ist aber auf eine ganz wichtige Tatsache hinzuweisen. Während die Halsvenen bei der tiefen Einatmung abschwellen, schwellen die Venen der Beine an. Das Blut aus dem Kopf und den Armen wird bei der Einatmung angesaugt, während das Blut aus den Beinen bei der Ausatmung angesaugt wird. Denn bei der Ausatmung wird der Bauchraum durch das Hochtreten des Zwerchfells erweitert, und bei der Einatmung wird durch das Tiefertreten des Zwerchfells das Einfließen des Blutes aus den Beinvenen erschwert.

Auswirkungen des Zwerchfells auf Hals- und Beinvenen

**Atemwir-
kung auf
die Leber**

Ganz besonders genial aber ist die Lösung, die die Natur gefunden hat, um die mechanische Arbeit der Muskeln während der Atmung auch in den Dienst des Kreislaufs zu steuern. Aus dem Bauchraum strömt das Blut bei der Einatmung in den Brustraum, es wird hineingesaugt durch den Druckabfall, der im Brustraum durch seine Erweiterung bei der Atmung entsteht. Ebenso wird das Blut bei der Einatmung durch das Zwerchfell aus der Leber herausgepreßt, ähnlich wie die Hände mit ihren Fingern einen Schwamm auspressen.

Das Leberblut wird also während der Einatmung herzwärts gepreßt, während das Blut aus der großen Hohlvene und aus dem Darm, das in der Vena portae zur Leber fließt, gesammelt und erst bei der Ausatmung herzwärts gepreßt wird. So wird das Blut der unteren Körperhälfte dem Herzen in 2 verschiedenen Abschnitten der Atmung zugeschoben. Aus diesem Grunde lege ich Gewicht darauf, daß bei den Atemübungen Bauch- und Brustatmung nicht verwischt werden, sondern scharf getrennt nacheinander stattfinden, und daß auch bei der Brustatmung der Bauch nicht brüsk eingezogen wird, sondern die Einziehung von der Schoßfuge beginnend allmählich brustwärts fortschreitet.

**Die Atem-
muskulatur**

Das Zwerchfell, das der bedeutendste Atemmuskel ist, nimmt wieder an seiner ursprünglichen Funktion teil, die es entwicklungsgeschichtlich gehabt hat: ein Muskel im Dienst des Kreislaufes zu sein. Bei vielen schweren Kreislaufkrankheiten wurde die Stellung des Zwerchfells wenig beachtet, obwohl dem aufmerksamen Beobachter es schon lang nicht verborgen geblieben ist, daß normale Lage, Stellung, kräftiger Tonus, ausgiebige, freie Bewegung des Zwerchfells von größter Bedeutung für einen gesunden Kreislauf sind. Bei der Ausatmung erschlafft nicht nur das Zwerchfell, das Brust- und Bauchraum trennt und sich wieder kopfwärts bewegt, sondern die Elastizität und Schwere der Brustwand bewirkt, daß Rippen und Brustbein wieder herunterfliegen und der Brustkorb dadurch wieder verengen wird; die Atmungsluft tritt aus den Lungen wieder aus. Die bei der Einatmung gedehnten, elastischen Lungen werden entspannt und können sich wieder zusammenziehen.

Der Blutkreislauf des Menschen

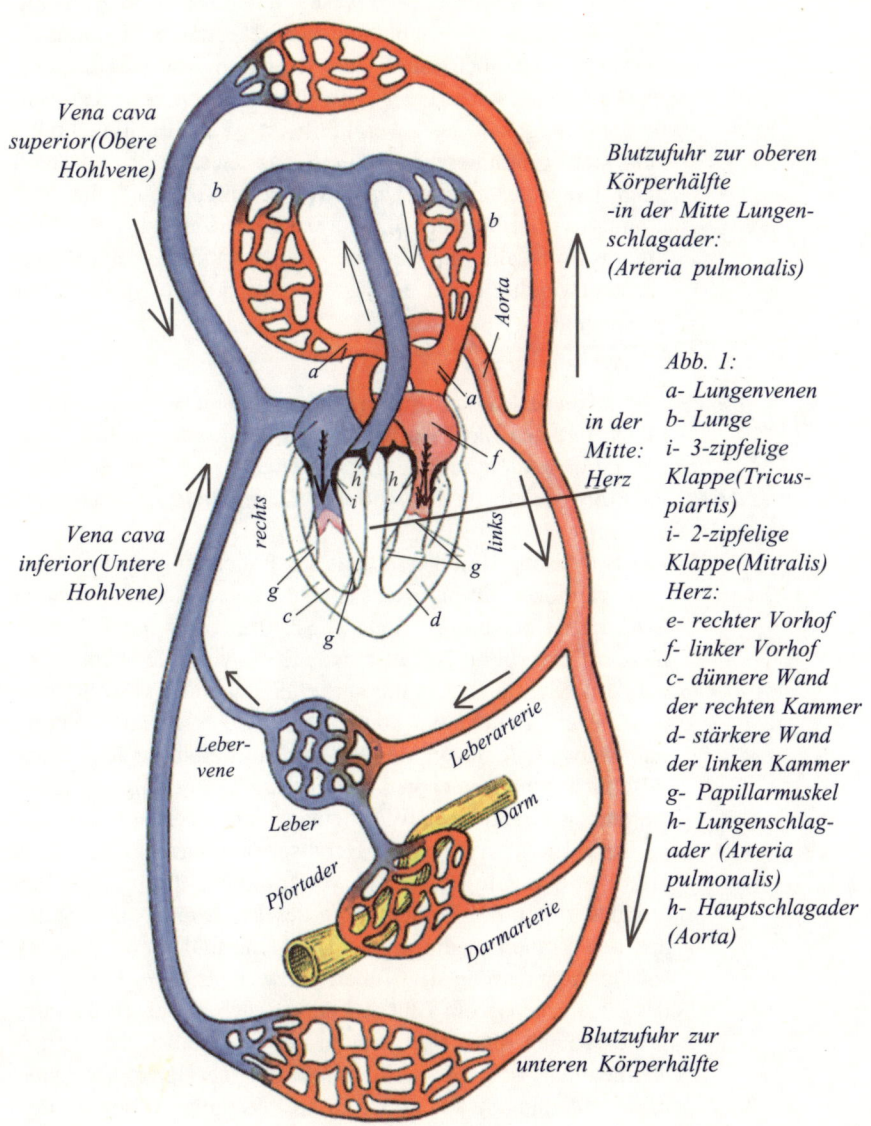

Vena cava superior(Obere Hohlvene)

b

Blutzufuhr zur oberen Körperhälfte
-in der Mitte Lungen-schlagader:
(Arteria pulmonalis)

b

Aorta

a

a

f

in der Mitte: Herz

Abb. 1:
a- Lungenvenen
b- Lunge
i- 3-zipfelige Klappe(Tricus-piartis)
i- 2-zipfelige Klappe(Mitralis)
Herz:
e- rechter Vorhof
f- linker Vorhof
c- dünnere Wand der rechten Kammer
d- stärkere Wand der linken Kammer
g- Papillarmuskel
h- Lungenschlag-ader (Arteria pulmonalis)
h- Hauptschlagader (Aorta)

rechts

h   h

i

links

Vena cava inferior(Untere Hohlvene)

g

g

c

g

d

Leber-vene

Leber

Pfortader

Leberarterie

Darm

Darmarterie

Blutzufuhr zur unteren Körperhälfte

49

Die Lunge verkleinert sich wie ein gedehnter Gummi-
schwamm. Die Einatmung vollzieht sich unter ruhigen Verhältnissen aktiv und unter einer besonderen Arbeitsleistung,
während die Ausatmung im wesentlichen passiv folgt, hauptsächlich durch das Nachlassen der gespannten Einatmungsmuskeln, aber auch durch das Mitwirken der Ausatmungsmuskeln, insbesondere der Bauchwand, die in gewissem Sinne der Antagonist des Zwerchfells ist. Wenn die Bauchmuskeln sich kontrahieren, erschlafft das Zwerchfell und steigt
hoch. Unter besonderen Umständen kann aber auch die Ausatmung willkürlich stattfinden. Dazu besitzen wir auch Ausatmungsmuskeln: die gesamte Bauchwandmuskulatur, das
Beckenzwerchfell und eine ganze Gruppe von Muskeln der
Brustwand.

**Blutstau-
ung im
Bauchraum**
Wenn diese Muskeln infolge Nichtgebrauches sich zurück-
bilden und schwach werden (atrophieren), kann sich in Bek-
ken und Bauchraum eine größere Menge von Blut anstauen,
ganz abgesehen davon, daß der Darminhalt sich schwerer
entleert.
Die chronische Blutüberfüllung des Bauchraumes ist der Beginn zahlloser Krankheiten. Gerade bei den viel sitzenden
Städtern ist der beste Schutz gegen diese drohenden Krankheiten die vertiefte Atmung, wobei die vertiefte Ausatmung
genauso wichtig ist wie die vertiefte Einatmung. Die Stauungen in dem Bauchraum können sich leicht so weit steigern,
daß selbst Ödeme an den Beinen auftreten, welche dann
fälschlich für ein Zeichen der Herzschwäche angesprochen
werden, während es in Wirklichkeit eine Kreislaufschwäche
ist, hervorgerufen durch die Herabsetzung der Atmung.
Durch die regelmäßige und vollkommene Entleerung des
Darmes, durch die Erleichterung des Einströmens des Blutes
aus den Beinen in die untere Hohlvene und durch die verstärkte Auspressung der Venen herzwärts zu und Förderung
des Abströmens vom Blut aus dem Bauch in den Brustraum,
verschwinden diese Krankheiten wie von selbst, sie werden
weggeatmet, solange nicht durch das jahrelange Bestehen
dieser Stauungen auch krankhafte, Veränderungen in den
Organen eingetreten sind.

Je weniger elastisch der Brustkorb im Alter wird, je stärker er in der Einatmungsstellung verharrt und nicht mehr in die Ruhestellung zurückzukehren vermag, desto geringer ist auch die Luftmenge, die beim Atmen gewechselt wird. Daher lehre ich die Kranken vor allem, daß sie die Ausatmung verlängern und darauf besonders achten. Auf die starre und festgehaltene Einatmungsstellung noch tiefe Einatmungs- bewegungen aufpfropfen zu wollen, ist unrichtig, denn sol- che, zum Teil falschen, krampfhaften Anstrengungen beim Einatmen werden die Atmung nur wenig vertiefen.

Ausatmung verlängern

Wichtig ist es zuerst einmal, durch die Vertiefung der Ausat- mung die Elastizität des Thorax wiederherzustellen und durch das energische Bewegen des Zwerchfells die Lungen besser zu entspannen.

Dadurch wird erfahrungsgemäß der Luftwechsel besser ge- fördert als lediglich durch den Versuch, gewaltsam einzuat- men. Obendrein wird durch diesen Versuch nur das Lungen- gewebe, das ja, wie ich schon ausführte, dauernd gespannt wird, noch mehr belastet und seine elastische Kraft übermä- ßig beansprucht. Deshalb ist es auch ganz unrichtig, wenn einige Gymnastiklehrer nur die Einatmung pflegen und Übungen, durch welche der Brustkorb zusammengedrückt und verkleinert wird, ablehnen.

In dem guten Büchlein von Silberhorn: „Recken und Strek- ken" wird vor bestimmten Übungen, z. B. vor der „Kerze" und vor ähnlichen gewarnt, weil der Brustkorb gedrückt wer- de. Diese Übungen sind aber mindestens so wertvoll wie die anderen, weil durch sie die Ausatmung gefördert wird - im Gegenteil vielleicht sogar noch wichtiger, denn eher noch denkt der Mensch an das tiefe Einatmen als an das tiefe Ausatmen.

Um die Ausatmung zu fördern, ist es notwendig, die Elasti- zität des Brustkorbes zu heben, ja womöglich wieder herzu- stellen. Ich habe vor einigen Jahren zu diesem Zweck ein einfaches Instrument bauen lassen, den Presspirator, eine Art Brustpinzette. Keine Apparatur, bei welcher der Patient pas- siv beatmet wird, sondern ein Art Brustquetsche, 15 cm breit, mit zwei Hebeln und Handgriffen versehen, die der Patient selber betätigt. Die Apparatur hilft ihm, die mittleren und unteren Thoraxpartien zu verkleinern und sozusagen

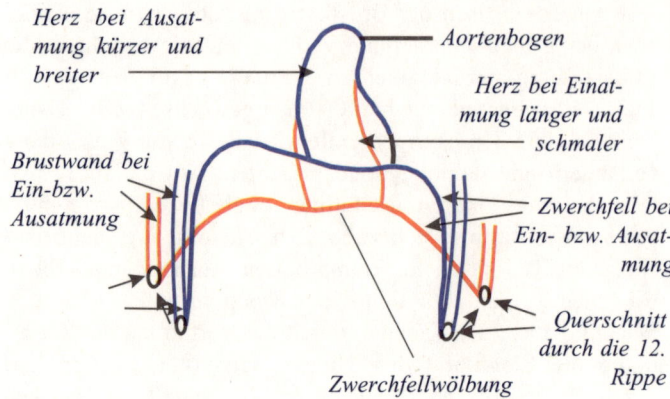

Abb. 6
Schematischer
Frontalschnitt
(parallel zur vor-
deren Brust-
wand). Es wird
dabei die Spitze
der 12. Rippe ge-
troffen.
Rot=Einat-
mungsstellung
Blau= Ausat-
mungsstellung

Herz bei Ausat-
mung kürzer und
breiter

Aortenbogen

Herz bei Einat-
mung länger und
schmaler

Brustwand bei
Ein-bzw.
Ausatmung

Zwerchfell bei
Ein- bzw. Ausat-
mung

Zwerchfellwölbung

Querschnitt
durch die 12.
Rippe

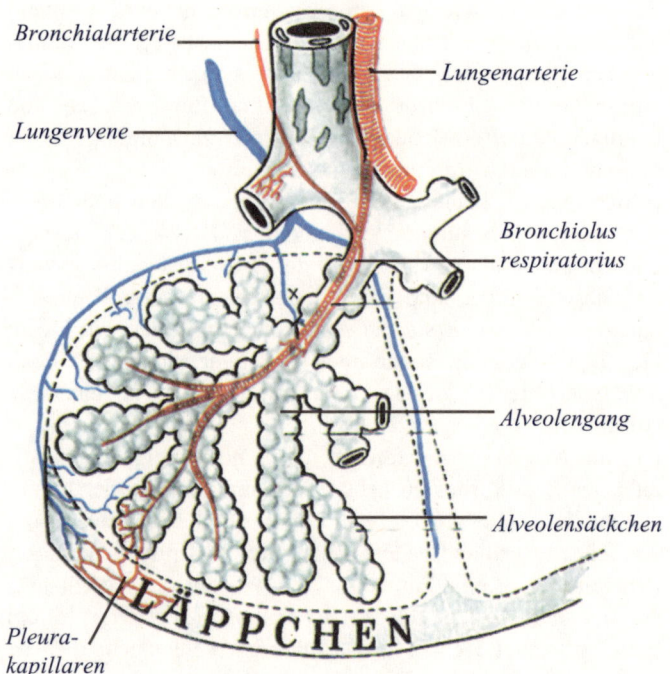

Abb. 7
Anatomie eines
Lungenläppchens

Bronchialarterie

Lungenvene

Lungenarterie

Bronchiolus
respiratorius

Alveolengang

Alveolensäckchen

Pleura-
kapillaren

LÄPPCHEN

Abb. 8
Alveolen-
(Lungen)säck-
chen (starck
vergrößert)

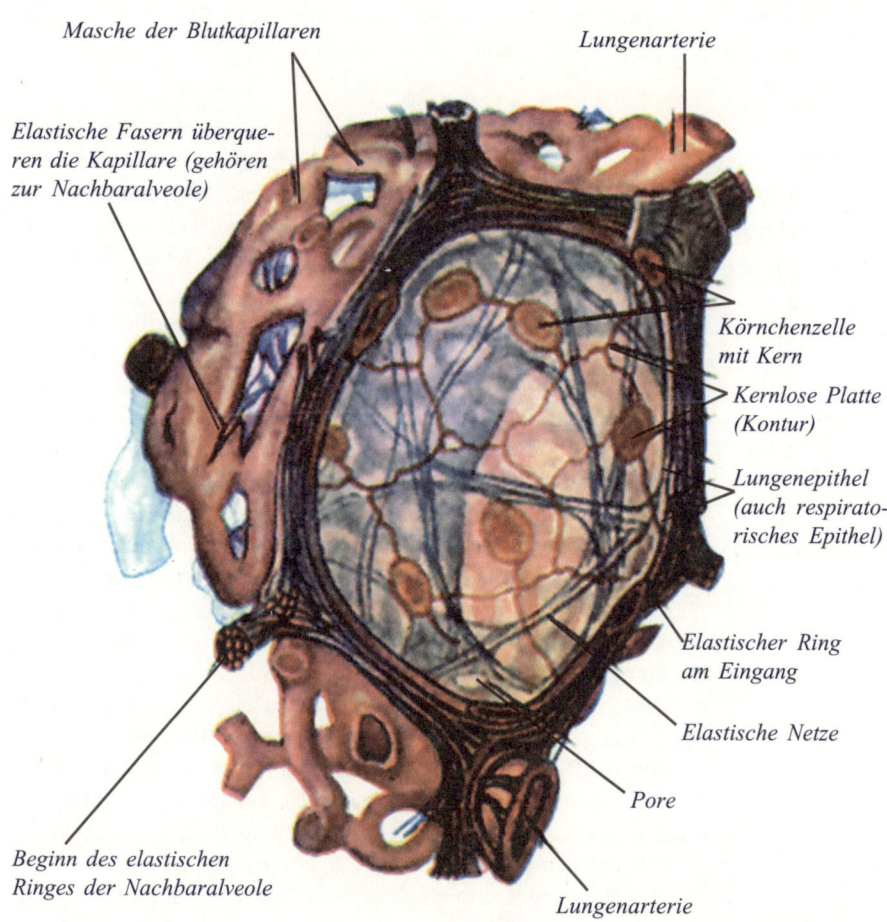

Masche der Blutkapillaren

Lungenarterie

Elastische Fasern überque-
ren die Kapillare (gehören
zur Nachbaralveole)

Körnchenzelle
mit Kern

Kernlose Platte
(Kontur)

Lungenepithel
(auch respirato-
risches Epithel)

Elastischer Ring
am Eingang

Elastische Netze

Pore

Beginn des elastischen
Ringes der Nachbaralveole

Lungenarterie

auszudrücken, wenn er die Hebelarme mehr oder weniger stark zusammendrückt.

Der erste Atemzug bei der Geburt füllt die Lunge mit Luft - einem Luftquantum, welches niemals mehr aus der Lunge verschwindet; es ist die sogenannte **Minimalluft**, die bewirkt, daß eine Lunge, die einmal eingeatmet hat, auf dem Wasser schwimmt.

Die Atemmenge (Atemvolumina)

Zu dieser Luftmenge gesellt sich dann während des Wachsens und Atmens eine andere Luftmenge hinzu, die auch nicht ausgeatmet werden kann, und die nur dann aus der Lunge entweicht, wenn der Brustraum eröffnet oder die Lunge aus dem Brustraum herausgenommen wird. Es ist die sogenannte **Kollapsluft**.

Kollaps- und Minimalluft ergeben die **Residualluft**, welche, wie schon gesagt, aus der Lunge durch Atmung nicht entfernt werden kann. Während des Atmens, sowohl in Ruhe als auch in der Anstrengung, wir die Lunge mit Luft zusätzlich gefüllt. Beim Atmen in der Ruhe werden etwa 500 ccm Luft eingeatmet, die sogenannte Atmungsluft. Wird die Ausatmung unter bedeutender Anstrengung vertieft, nachdem gewöhnlich ausgeatmet wurde, ist der Mensch noch imstande, etwa 1500 ccm Luft aus der Lunge auszuatmen, eine Luftmenge die man **Vorratsluft** oder Reserveluft nennt.

Wenn ein normaler Mensch aber nach einer ruhigen Einatmung nun mit aller Anstrengung versucht, recht tief einzuatmen, so ist er imstande, zu den eben eingeatmeten 500 ccm Atmungsluft noch 1500 ccm **Komplementär- oder Ergänzungsluft** der Lunge zuzuführen. Es ist recht bemerkenswert, daß die vermehrte Anstrengung des Einatmens genauso wie die angestrengte Ausatmung eine Steigerung des Luftwechsels um den gleichen Betrag zur Folge hat.

Die gesamte Luftmenge, welche nach tiefster Ausatmung ausgeatmet werden kann, nennen wir die **Vitalkapazität**, sie beträgt im Durchschnitt 3 bis 4 Liter je nach Größe, Alter, Geschlecht und Übung des Patienten. Es wird also bei der durchschnittlichen Atemgröße von 500 ccm nur 1/7 der Luft ausgewechselt, welche im Notfall erneuert werden kann. Beim ruhigen Ein- und Ausatmen kommen etwa 15 Atemzüge auf eine Minute, die Atemgröße beträgt 500 ccm Luft x 15, so daß in einer Minute etwa 7,5 Liter Luft in die Lunge hinein- und aus ihr herausstreichen. Steigt die Zahl der Atemzüge, so wird auch die Atmung vertieft (Abb. 9).

Nun wird natürlich die Frage laut, was denn an der Atmungsluft für den Menschen wichtig ist. - Die 80% Stickstoff sind es nicht, wohl aber die 20% Sauerstoff, die das Brennen der Lebensflamme ermöglichen.

Sauerstoff-bedarf

Beim ruhigen Sitzen, im Liegen und beim Schlafen nimmt der Mensch durch die Atmung rund 300 ccm Sauerstoff in der Minute auf. Bei jedem Atemzug wird natürlich nur ein Teil des Sauerstoffes verbraucht, die Ausatmungsluft enthält durchschnittlich etwa 20 bis 25% Sauerstoff weniger als die Einatmungsluft, die Differenz wird im Körper verbraucht.

In 24 Stunden werden mithin 110 bis 120 Liter Sauerstoff zugeführt bzw. dem Stoffwechsel wirklich zur Verfügung gestellt. Der Mensch braucht aber mehr Sauerstoff zum Wärmehaushalt, um Grundumsatz zu erhalten und Stoffwechsel durchführen zu können, kurz, um am Leben zu bleiben.

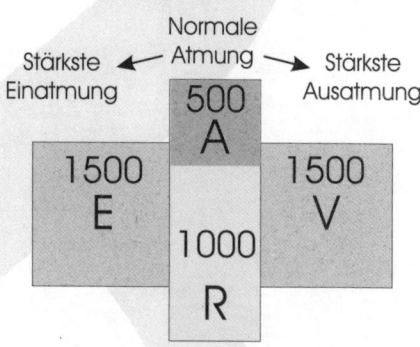

Abb. 9: Schema der Lungenluft

A= Atmungsluft
R= Residialluft
(Minimal-
u. Kollapsluft)
V= Vorratsluft
E= Ergänzungsluft

Ein Mensch von rund 70 kg Körpergewicht, der etwa 2800 Kalorien durch die Verbrennung seiner Nahrungsmittel erzeugt, benötigt daher zusätzlich täglich noch 80 Liter Sauerstoff. - Er muß diese 80 Liter durch Vertiefung der Atmung im Laufen, Gehen, Steigen, körperlichen Arbeiten, Sport und Spiel gewinnen, sonst kann er diese notwendigen Kalorien nicht erzeugen.

Die Tiefatmung ist daher lebensnotwendig. Ohne sie ist der moderne Mensch zu baldiger Abnützung, zu Leistungsschwäche, Krankheit und frühem Tod verurteilt.

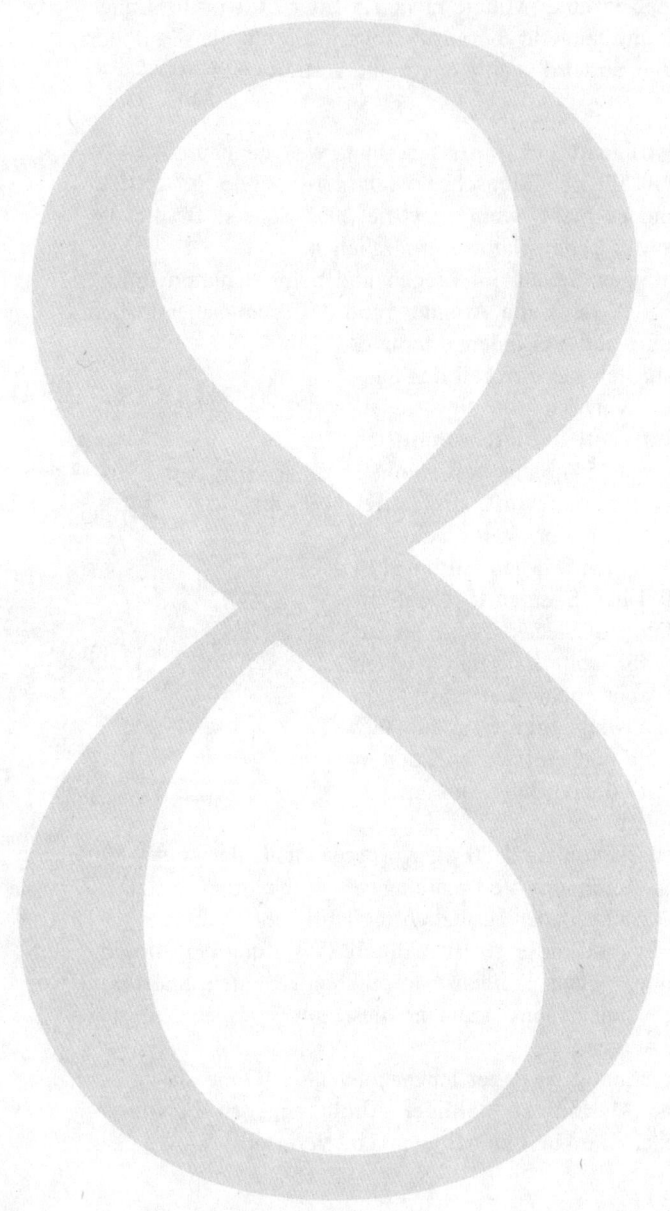

Kapitel 9

Atemgröße

Jede körperliche Bewegung fördert die Tiefatmung.
- Schon beim einfachen Gehen wird die Atemgröße auf das 2 1/2fache vermehrt.
- Beim ruhigen Bergsteigen auf das 4fache,
- Beim starken Aufstieg auf einen Berg auf das 6fache
- Beim schnellen Bergsteigen auf das 9- bis 13fache,
- Beim Wettrudern auf das 20fache.

Steigt die Zahl der Atemzüge auf 30 pro Minute, dann ist eben auch die Ausatmungszeit verkürzt und aktiv beschleunigt, Es kann dann das Atemvolumen pro Minute 90 Liter betragen, was bedeutet, daß bei jedem Atemzug 3 Liter Luft ventiliert werden.
Die **Ventilationsgröße** bzw. **Atemgröße** beträgt 90 Liter.
Bei höchsten Anstrengungen, wie sie der Wettlauf und das Wettrudern erfordern, kann die Zahl der Atemzüge 40 und die Ventilationsgröße 150 Liter erreichen. So wird die normale Atmung um das 20fache übertroffen.

Die meisten Menschen in der Stadt aber führen eine sitzende Lebensweise und unterliegen dadurch der schädlichen Wirkung des Sitzens. Die Atemmuskeln werden viel zu wenig bewegt, und es stellen sich alle Folgen der verminderten Atmung ein. Die meisten Hypertoniker (Hochdruckpatienten), die ich in den letzten 20 Jahren untersuchen konnte, atmeten zu flach, ihre Atemgröße blieb hinter der Atemgröße der normalen Menschen zurück. Dies gilt gleicherweise für Frauen und Männer.

Die Atmung des Stadtmenschen

Die einseitige Bevorzugung der Einatmungshaltung, die Regel: Brust heraus, Bauch herein, hat sehr oft eine Verminderung der Bauchatmung zugunsten einer Brustatmung zur Folge. Die Wirkung der inneren Atmung könnte zwar durch Sauerstoffinhalation ersetzt werden, die Wirkung der äuße-

Brust raus, Bauch rein

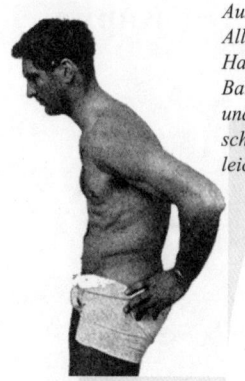

Ausatmungsstellung. Alle Muskeln des Halses, der Brust, des Bauches, des Rückens und der Arme sind schlaff. Der Kopf ist leicht gesenkt.

Abb. 10a

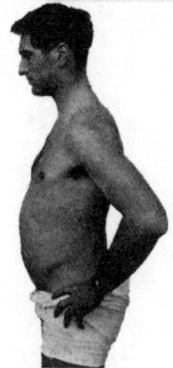

Reine Bauchatmung. Der Hals und die Brust unverändert. Der Kopf ist leicht zur Brust gesenkt. Der Rücken wird unwillkürlich ein wenig zurückgenommen. Bauch deutlich nach vorne gewölbt, ebenso auch seitlich erweitert. Die Linien des geraden und schiefen Bauchmuskels sind daher verstrichen.

Abb. 10b

ren Atmung aber nicht. Bei gewissen Krankheiten, bei denen der Sauerstoffwechsel eingeschränkt ist, kann die Sauerstoffinhalation richtig sein, aber genauso wenig, wie es möglich ist oder jemals möglich sein wird, unsere Kost durch zwei oder drei Pillen zu ersetzen, die den rein chemischen Wert der Nahrungsmittel vertreten, genauso wenig wird man durch Sauerstoffinhalation die äußere Atmung ersetzen können. Die reine Sauerstoffatmung ist nur bei gewissen Erkrankungen als Zusatz und für kurze Zeit gestattet, sonst stellen sich die größten Gefahren ein. Der reine Sauerstoff ist giftig für die Zelle. Die sofortige Aufnahme von Sauerstoff durch die Zelle würde sie sofort töten. Wenn die Aufnahme aber etwas langsamer geschieht, so entstehen klonische Krämpfe, Lungenentzündung und Lungenödem - die Atmung erlischt infolge Blutwassereintritts in die Alveolen (Lungenbläschen). Was geschieht, um das zu verhindern, schildere ich später. So sind auch alle Vorrichtungen, die dem Menschen die Atembewegung abnehmen sollen, nur für ganz wenige Fälle brauchbar, für die Allgemeinheit aber unbrauchbar. Die Bewegungen des Atmens sind lebensnotwendig!!

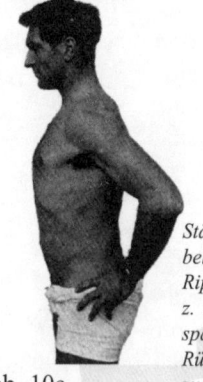

Stärkste Brustatmung. Der ganze Körper ist gestreckt. Vor allem die Wirbelsäule. Der Kopf ist gehoben und nach vorne geführt. Ebenso sind alle Rippen stark gehoben. Deshalb treten auch alle Rippenhebemuskeln, wie z. B. die Sägemuskeln, ebenso auch die Halsmuskeln infolge ihrer Anspannung hervor. Die Arme sind stark nach rückwärts geführt, um durch Rückwärtsbewegung der Schultern und Ellenbogen die Brust noch mehr zu wölben. der Bauch ist deutlich eingezogen

Abb. 10c

Kapitel 10

Brust- und Bauchatmung

Ich fasse nochmals zusammen: Der Brustraum wird nun nicht allein dadurch erweitert, daß das Brustbein mit den Rippen nach vorne und oben gehoben wird, sondern auch dadurch, daß das Zwerchfell nach unten tritt. Wenn es sich zusammenzieht, rückt es um etwa 2 bis 4 cm tiefer, d. h. beckenwärts. In den vergrößerten Raum zwischen Zwerchfellansatz und Rippen rückt die untere Partie der Lunge herein, die gleichzeitig erweitert wird. Bei der Atmung unterscheiden wir zwei verschiedene Arten: die Brust- und die Bauchatmung (Abb. 10 a-c und 11 a-d).

Bei der Bauchatmung wird durch das Erschlaffen der Bauchmuskeln und das Vorwärtsschieben des Bauches die Kontraktion des Zwerchfells eingeleitet. Aber nicht nur eine Erweiterung des Unterabschnittes der Lunge ist die Folge, sondern dieses Abwärtsrücken des Zwerchfells drückt auch die Leber aus, die, mit Blut gefüllt, wie ein Schwamm sanft ausgepreßt wird. Wie stark diese Einwirkung ist, konnte ich an verschiedenen Patienten, die von mir mit Atemübungen behandelt wurden, feststellen.

So kam z. B. Frau H. aus Berlin mit einer Hypertonie und einer starken Leberanschoppung (chronische Blutstauung in der Leber) zu mir. Die Leber reichte bei der ersten Untersuchung zu Beginn der Kur bis etwa 1 cm oberhalb des Nabels. Die Patientin klagte auch, daß sie schon seit vielen Monaten eine Schwellung und einen dauernden Druck im Bauch verspüre, die subjektiven Zeichen der objektiv nachweisbaren Leberanschoppung. Nach 14 Tagen einer systematischen Atemkur berichtete die Patientin von selbst, daß die Schwellung vollkommen vergangen sei. Die objektive Untersuchung ergab, daß der untere Rand der Leber um fast 3 cm nach oben gerückt war und die Leber sich beträchtlich verkleinert hatte. Deshalb sollte man auch bei allen Stauungen im Pfortaderkreislauf, die mit Blutüberfüllung der Leber einhergehen, nicht nur mit Medikamenten die Erkrankung bekämpfen,

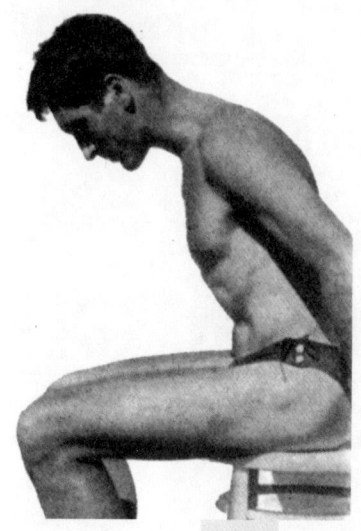

Abb. 11a
Beginnende
Baucheinatmung

sondern durch systematische Tiefatmung den Patienten zu heilen versuchen. Viele Gallenblasenentzündungen und Lebererkrankungen würden auf diese Weise gar nicht zustande kommen.

Auch für die anderen Organe ist die Drucksteigerung im Bauchraum bei der Bauchatmung nicht gleichgültig. So wird der Darm auf diese Weise sanft geknetet und damit in seinen Bewegungen unterstützt. Diese Bewegung schiebt den Darminhalt weiter. Die Verdauung wird gefördert und die Verstopfung vermieden, noch bevor Abführmittel nötig werden. Bei der reinen Brustatmung werden die Lungenspitzen stärker entfaltet als bei der Bauchatmung, weil durch das Strecken der Wirbelsäule und Heben des Brustbeins und der Rippen der Raum um die Lungenspitzen erweitert und vertieft wird, so daß die obere Partie der Lungen gedehnt wird.

Welche Art zu atmen - Bauch- oder Brustatmung - ist nun richtig?

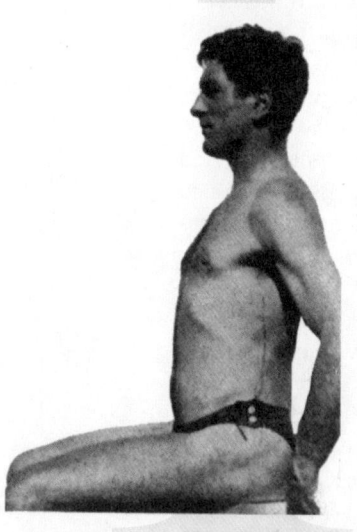

Beide haben ihre Berechtigung und müssen beim Tiefatmen am besten nacheinander angewendet werden. Wie das geschieht, soll in einem späteren Abschnitt besprochen werden. Ganz knapp möchte ich erwähnen, daß es auch eine besondere Art der Bauchatmung gibt, die Oberbauchatmung, wissenschaftlich die epigastrische Atmung genannt. Sie kommt hauptsächlich bei Männern vor, die durch einen stärkeren Leibriemen vermindert sind, auch den Unterbauch an der Einatmungsbewegung mit teilnehmen zu lassen. Die wirkliche Bauchatmung kann natürlich dadurch nicht ersetzt werden. Man kann neben den beiden

Abb. 11b
Extreme Bauch-
einatmung

Haupttypen, der Bauch- und Brustatmung, einen dritten Typ - die Schulteratmung - unterscheiden, bei welcher der Atmende durch Hochreißen bzw. Hochheben der Schultern,

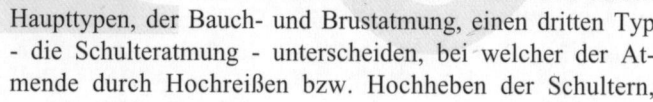

60

vermehrte Streckung der Wirbelsäule und durch Aufstützen der Hände alle Hilfsmuskeln des Halses und der Schultern zur Hebung und damit Erweiterung des Brustkorbes zu benutzen versucht. Sie tritt gewöhnlich nur als Hilfsatmung in Erscheinung. Schließlich kann man noch eine Flankenatmung anwenden, die, wie schon der Name sagt, durch aktive Erweiterung der Flanken zustande kommt.

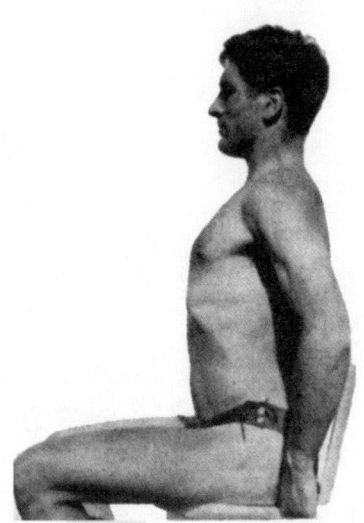

Abb. 11c
Extreme Brust-
einatmung

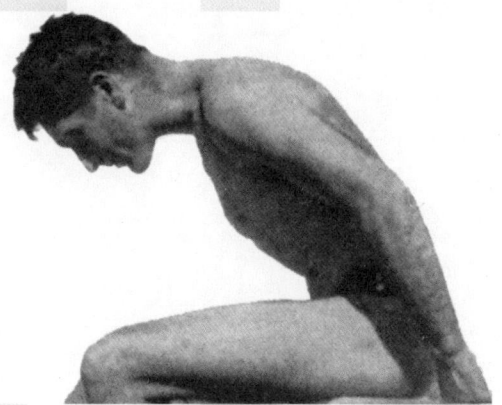

Abb. 11d
Ausatmung unter
starkem Vornei-
gen

Kapitel 11

Innere Atmung

Bei der Einatmung wird nun sauerstofffreiche Luft in den Lungenalveolen (Lungensäckchen) mit dem Geflechte der feinsten Blutgefäße der Lungen, den Kapillaren, in nahe Berührung gebracht (Abb. 7 und 8). Der Weg von der Luft zu den in den Kapillaren befindlichen roten Blutkörperchen beträgt nur 0,002 mm, ist also geradezu verschwindend kurz. Die roten Blutkörperchen sind die Träger des roten Blutfarbstoffes, des Hämoglobin.

So etwa, wie das Wasser einen Badeschwamm füllt, so füllt der rote Blutfarbstoff (Hämoglobin) das Blutkörperchen. Der Sauerstoff der Luft verbindet sich mit dem Hämoglobin zu Oxyhämoglobin. Dieses hat eine hellrote Farbe und verleiht dem sog. arterialisierten Blut sein charakteristisches Aussehen. Das so veränderte Blut strömt von den Lungen, wenn es im Herzen zurückkommt, in den linken Vorhof und wird aus der linken Kammer in die Arterien gedrückt und kommt weiter in den Kapillaren an die Stellen des Körpers heran, die ihren Bedarf an Sauerstoff decken, während sie gleichzeitig die Kohlensäure abgeben. Kohlensäure ist z. B. im Blutplasma absorbiert und zum Teil an Alkali gebunden, vor allem an Natrium. Um dieses Alkali wird gekämpft. Das Oxyhämoglobin gibt nämlich nicht nur Sauerstoff ab, sondern es ist auch eine stärkere Säure als die Kohlensäure, so daß es die gebundene Kohlensäure frei macht und das Natrium an sich reißt. Durch die freie Kohlensäure nimmt die Kohlensäurespannung im Plasma zu, so daß geradezu ein Gefälle von CO_2 entsteht, ein Strom, der aus dem Gewebe in das Blut und von dort durch die Lungen in die Außenluft fließt. So ist durch diesen merkwürdigen chemischen Umstand wieder eine wunderbare Regulation - dafür gesorgt, daß der Strom von Sauerstoff von außen nach innen geht, der Strom von Kohlensäure von innen nach außen. Dauernd

Hämoglobin, der Sauerstoffträger

wandert also O_2 in die Blutkörperchen ein und wieder aus ihnen heraus, ebenso auch die CO_2.

Austausch von Sauerstoff und Kohlensäure in den Geweben

Das rote Blutkörperchen muß aber den Sauerstoff an die Gewebszelle abgeben, diese kann ihn aber nicht ohne weiteres übernehmen, weil sie dabei verbrennen würde. So gibt es eine ganze Reihe von Atmungsfermenten, welche das Sauerstoffmolekül sozusagen hin- und hertragen, bis es der Zelle übergeben werden kann. Diese hat wieder besondere Kleinstorgane, sog. Organellen, die Mitochondrien, kleinste Körnchen, die als Atmungsorgane im Protoplasma jeder Zelle die Übergabe des Sauerstoffs, der an gewisse Enzyme gebunden ist, regulieren. Nimmt aber die CO_2-Menge im Blut zu, wenn z. B. der Mensch unter beständiger körperlicher Anstrengung steht, oder wenn er zu wenig atmet, dann wandern Chlorionen aus dem Blutplasma in die Blutkörperchen ein, gleichzeitig strömt Wasser in die Blutkörperchen nach, sie quellen auf und werden größer. Die innere Reibung wächst, denn es ist klar, daß die größerer Blutkörperchen mehr Platz brauchen. Umgekehrt werden die Blutkörperchen kleiner wenn die Menge des CO_2 absinkt, dadurch verringert sich die innere Reibung.

Die innere Reibung des Blutes und der Energiebedarf

Das Herz muß, wenn es eine zähere Flüssigkeit zu bewegen hat, mehr Arbeit leisten als bei einer Flüssigkeit, die weniger innere Reibung hat. Denken wir an den Unterschied zwischen Wasser und Öl. Während Wasser durch eine Hohlnadel mit Leichtigkeit durchgespritzt werden kann, ist dies bei Öl nur unter bedeutend höherem Druck möglich. Die Steigerung der inneren Reibung des Blutes und damit das Ansteigen des Blutdruckes hängt also auch von der Atmung ab. Wenn auch äußerlich der Blutdruck gleich bleibt, falls die innere Reibung gesunken ist, so steht dennoch mehr Energie zur Fortbewegung des Blutes (Strömungsenergie) zur Verfügung, als wenn bei gesteigerter innerer Reibung ein größerer Teil lediglich zu deren Überwindung verbraucht wird.

Atmung undKohlendioxyd

Sehr häufig ist es eben bei diesen feinen Regulationen so, daß die innere Veränderung groß ist, während nach außen z. B. der Blutdruck oder der Säuregrad des Blutes (Wasserstoff(H)-Ionenzahl) unverändert erscheint. Wenn der Wasserstoffionengehalt des Blutes zunimmt, populär gesprochen, wenn die Blutflüssigkeit mehr „sauer" wird, wird die Atemtätigkeit vergrößert. Durch die Vertiefung der Atmung wird der Gehalt des Blutplasmas an Kohlensäure bzw. Kohlendioxid (CO_2) herabgesetzt, die H-Ionenzahl vermindert und die Atmung sodann wieder verringert. Umgekehrt wird CO_2 im Blutplasma zurückgehalten, wenn der Gehalt des Blutes an Basen zunimmt, dabei spielt auch die Ernährung eine große Rolle. Bei viel Fleischkost nimmt die Bildung von Säuren zu, es steigt mithin die Atmungstätigkeit; bei Pflanzennahrung aber überwiegen die Basen, die im Blut kreisen, so daß CO_2 im Blutplasma zurückgehalten wird.

Die augenblickliche Reaktion des Blutplasmas aber hängt von dem Verhältnis des freien CO_2 zur gebundenen Kohlensäure ab, die als Natriumhydrocarbonat = Soda ($NaHCO_3$) vorkommt. Dieser Stoff ist vornehmlich das Alkan, das im Blut kreist und die Alkalireserve im Blut darstellt, ein Puffer, durch den die verschiedenen Schwankungen im Säuregehalt des Blutes unmerklich ausgeglichen werden.

Schon früher habe ich darauf hingewiesen, daß bei CO_2-Überschuß Chlorionen (Cl) in die roten Blutkörperchen einwandern, dadurch wird das Natrium (Na) frei, denn die Cl-Ionen stammen ja aus dem Kochsalz (NaCl). Dieser Ionenaustausch ist sicher nicht nur auf Cl-Ionen beschränkt, sondern es haben eine Reihe anderer Elemente auch ihren Anteil daran. An den Zellgrenzen, den Zellmembranen, vollziehen sich eben dauernd Änderungen, Ionen wandern in die Zellen ein und wieder aus. Ich komme später bei Besprechung der Diät für Hypertoniker erneut auf diese Grundlagen zurück. Das Atemzentrum wird durch den Gehalt des Blutes an Kohlensäure und Wasserstoffionen, den Trägern des Säuregrades, angeregt und auf das feinste gesteuert.

Wenn wir also zusammenfassen, was durch die Atemtätigkeit im Stoffwechsel geschieht, so stellen wir fest: Durch die Atmung sinkt der Gehalt des Blutplasmas an Kohlensäure und damit auch an freien Wasserstoffionen, und es nimmt die innere Reibung des Blutes und sein Wassergehalt ab. Wenn zu wenig geatmet wird, wird im allgemeinen die

Verstärkte Atmung bedeutet verstärkte Entsäuerung

Säurebildung im ganzen Körper gefördert. Diese Säuren, die nicht in Stoffwechselendprodukte überführt werden können, werden durch gewisse basische Stoffe abgesättigt und damit ihrer Giftwirkung beraubt. Als Zeichen dieser Tätigkeit des Körpers erscheint Ammoniak im Harn, während die Alkalireserve im Blute sinkt. - Durch lebhafte Atmung verschwindet das Ammoniak aus dem Blutplasma (Blutwasser). Die stärkere Abgabe von Kohlensäure schränkt den Bedarf an Ammoniak ein. Es werden also durch die Atmung nicht nur Sauerstoff in den Körper eingebracht und Kohlensäure aus dem Körper entfernt, sondern eine Reihe von feinsten Veränderungen im inneren Stoffwechsel durchgeführt.

Entdek-
kung der
Heilat-
mung bei
Hypertonie

Als ich nun im Jahre 1926 entdeckte, daß durch die Tiefatmung die eigentliche Blutdruckkrankheit oder essentielle Hypertonie geheilt werden kann, war ich mir gleich im Anfang darüber im klaren, daß man mit Hilfe der Tiefatmung nicht alle Zustände erhöhten Blutdruckes zu heilen vermag. Vor allem sind die Krankheiten, welche auf eine primäre Schädigung der Nieren zurückzuführen sind, in deren Gefolge eine Blutdrucksteigerung eintritt, einer Heilung durch die Tiefatmung nicht ohne weiteres zugänglich. Trotzdem habe ich auch bei Blutdrucksteigerungen, die auf offenkundiger Nierenschädigung und Arteriosklerose beruhten, durch die Tiefatmung geradezu verblüffende und unerwartete Erfolge gesehen.

Über das Wesen der genuinen oder essentiellen Hypertonie, der eigentlichen Blutdruckkrankheit, herrschen verschiedene Meinungen. Da der Blutdruck mechanisch-chemisch-nervösen Einflüssen unterliegt, ist seine Steigerung von jeder Seite her möglich.

Kapitel 12

Die Blutdruckkrankheit (Hypertonie)

Von den subjektiven Symptomen der eigentlichen Hypertonie stehen im Vordergrund:

- Druck im Kopf,
- leichte Benommenheit,
- Schwindel,
- Gedächtnisschwäche,
- leichte Ermüdbarkeit,
- Herzklopfen,
- Druckgefühl auf der Brust,
- allgemein-nervöse Reizbarkeit und
- sexuelle Schwäche bis Impotenz.

Unter den zahlreichen Patienten, die ich in den letzten Jahren behandelte, gab es nur wenige, die nicht über die ersten Symptome: Kopfdruck, Kopfschmerzen und Schwindel geklagt hätten.

Über Herzklopfen hörte ich seltener klagen, eher von den Frauen bei der Hypertonie zur Zeit des Wechsels. Zum Arzt kommen die Patienten gewöhnlich wegen der Schwindelanfälle. Die rheumatoiden Schmerzen, über die manche Patienten berichten und welche eine Reihe von Autoren auf Krämpfe in den Kapillaren der betreffenden Muskelpartien zurückführten, sind meiner Ansicht nach gewöhnlich bedingt durch chronische Eiterungen in den Tonsillen oder an anderen Stellen, und verschwinden, wenn z. B. die Mandeln ausgeheilt oder entfernt werden. Häufig mag dieser chronische Eiterungsprozeß eine Mitursache der Hypertonie sein, denn ich sah manchmal nach Abheilung der Tonsillen durch eine Saugbehandlung auch die Hypertonie zurückgehen.

Den (Hochdruck)-Rheumatismus, wie ihn Bauer beschreibt, halte ich für einen gewöhnlichen Rheumatismus, der seinen Grund in der Erkrankung der Mandeln oder der Zähne hat.
Sehr viele dieser Patienten leiden an Verstopfung. Es ist nicht sicher, ob diese Verstopfung eine Mitursache oder eine Folge der Hypertonie ist. Manche Ärzte glauben, daß diese Verstopfung aus der gleichen Ursache wie die Hypertonie entstände, nämlich aus einer Krampfbereitschaft der glatten Muskulatur. Das wäre eine sogenannte spastische Obstipation, eine Verstopfung infolge der krampfhaften Zusammenziehung der Muskulatur des Darmes. Ich halte die Verstopfung viel eher für eine mitwirkende Ursache der Blutdrucksteigerung. Es ist bekannt, daß die Verstopfung und Gasbildung im höheren Alter zunimmt. Da kommt es vor allem zu einer CO_2-Anhäufung im Darm. Dieses Gas wird zum Teil resorbiert, d.h. aufgesaugt, und wieder haben wir eine neue Quelle der Säuerung des Organismus vor uns.

Ich habe die Hypertoniefälle in drei Gruppen eingeteilt:

- in solche, bei denen die Blutdrucksteigerung als einziges Krankheitssymptom vorhanden ist,
- solche, bei denen nebst der Blutdrucksteigerung beginnende Veränderungen an den Organen, also vor allem am Herzen, an den Gefäßen und an den Nieren, nachzuweisen sind, und
- solche, bei denen schwere Veränderungen an den Organen als wahrscheinliche Folgen der ursprünglichen Hypertonie anzusprechen sind, also die verschiedenen Formen von Hirnschlag (Apoplexie), Erweichungsherde im Gehirn, Netzhautblutungen, Herz- und Gefäßerkrankungen ausgedehnter Natur, Nierenschädigung, Atherosklerose.

Es ist nun die Frage, wann man eine essentielle Hypertonie diagnostizieren darf. Auf Grund der Blutdrucksteigerung für verschiedene Lebensalter gibt es verschiedene mittlere Blutdruckwerte, die auch zu verschiedenen Tageszeiten etwas schwanken. Nach einer durchwachten Nacht hat der Mensch einen anderen Blutdruck, als wenn er seine normale Nachtruhe gehabt hätte. Im allgemeinen gilt die Regel, daß der Mensch soviel mm Hg über 100 mittleren Blutdruck haben kann, als er Jahre zählt; z. B. der 30jährige Mann 130 mm Hg, der 50jährige 150, der 60jährige 160. Aber man wird bei vielen gesunden, trainierten Männern Werte finden, die gerade zwischen dem 40. und 60. Jahr bedeutend unter diesen Werten liegen, so daß man annehmen darf, daß die Blutdruckwerte jener Regel über der oberen Grenze liegen.

Kapitel 13

Blutdruckmessung

Ich messe den Blutdruck am sitzenden Patienten mit Riva-Rocci oder Recklinghausen - Apparat und bestimme daraus drei Werte: zwei für den maximalen oder systolischen und einen Wert für den minimalen oder diastolischen Blutdruck; der höchste wird durch den Beginn des Tönens der Arterie und der Minimaldruck durch das Aufhören des Tones bestimmt. In der Mitte liegt der sog. maximale Blutdruck, den man durch Tasten feststellt und der gekennzeichnet wird durch die erste deutliche Pulswelle, die wieder zu spüren ist, wenn der Oberarm durch die Manschette abgeschnürt war und nun bei Nachlassen des Druckes die Pulswelle an der Arteria radialis wiederkehrt.

Blutdruck-messung in entspannter Situation

Es ist immer eine gewisse Gefahr, daß der nervöse Hypertoniker durch die Erregung, die ihn bei der Messung befällt, seinen Blutdruck steigert. Es genügt allein der Gedanke an die Kontrolle oder Untersuchung durch einen anderen Arzt, um den Blutdruck sofort wieder um einige mm Quecksilber in die Höhe zu treiben. So entsinne ich mich eines Arztes, der in meiner Behandlung stand, und der sofort eine Blutdrucksteigerung von etwa 20 mm Quecksilber zeigte, als ich an ihn ein paar Fragen über seine Praxis richtete.
Wichtig ist es, daß oft Unterschiede in der Beurteilung des Blutdruckes dadurch entstehen, daß der eine Arzt nur einmal und hastig mißt, während der andere dem Patienten und seinem Gefäßsystem Zeit läßt, beruhigend auf ihn einwirkt, den Patienten ablenkt, einige Male mißt und auf diese Weise einen wirklichen Normalwert und keinen Erregungswert feststellt. Am Abend sind die Werte häufig etwas höher als am Morgen. Das entspricht meiner Auffassung, wonach der Hypertoniker von den normalen Reizen des Tages, die von der Großhirnrinde aufgenommen werden, in den Zustand gesteigerter Erregung versetzt wird. Außerdem häufen sich im

Körper Ermüdungsstoffe an, wobei die Alkali-Reserve absinkt. Deshalb versuchen auch eine Reihe von Ärzten vor allem durch die Ruhe normale Verhältnisse zu schaffen. Kya und Fahrenkamp beschreiben die essentielle Hypertonie als eine Erkrankung, bei der nicht einmal die Steigerung des Blutdruckes, sondern vielmehr seine sehr starke Labilität im Vordergrund steht. Da gibt es gerade im Anfang dieser Erkrankung tägliche Schwankungen von 30 und 40 mm Quecksilber.

Die Hypertonie der Frauen in der Wechselzeit ist vor allem durch Schwankungen im Tonus der Blutgefäße und der Kapillaren ausdrückt, der Aderlaß ohne Wirkung sein muß. Die starke Blutdrucksteigerung, welche bei Nierenentzündungen häufig auftritt, ist insofern von den Blutdruckwerten der essentiellen Hypertonie sofort zu unterscheiden, als die täglichen Schwankungen bei der beginnenden essentiellen Hypertonie bedeutend größer sind.

Diabetes, Cholesterin und Blutdruck

Auch bei der Zuckerkrankheit kommt es zu einer Steigerung des Blutdruckes, jedoch weniger bei jugendlichen Zuckerkranken, während bei Diabetikern über 40 Jahren diese Steigerung des Blutdruckes sehr häufig ist. Auch bei ihnen hat sich meine Therapie bewährt.

Bei der essentiellen Hypertonie kommt es auch zu einer ausgesprochenen Verminderung der Toleranz für Kohlehydrate, das heißt bei einer Belastung des Körpers mit Zucker erscheint Zucker im Harn und auch sonst sind die Blutzuckerwerte höher als normal. Die Kaliumwerte im Blut liegen nach den Untersuchungen von Kylin über den normalen Werten, während die Kalziumwerte des Blutserums nach unten verschoben sind. Dadurch ändert sich das Verhältnis des Blutkaliums zu dem Blutkalk zugunsten von Kalium. Eine ähnliche Verschiebung gibt es bei Magengeschwür, Asthma und anderen funktionellen Neurosen. Der Zusammenhang zwischen der verminderten Atmung und Hypertonie wurde früher nicht gesehen. Der Zusammenhang zwischen der verminderten Atmung und der Hypertonie wurde früher nicht gesehen.

Bei Ansteigen der Kohlensäure steigt ebenfalls der Kaliumwert im Blutserum, da die Chlor-Ionen, wie schon früher berichtet, in die Blutkörperchen einwandern. Bei starker Sauerstoffzufuhr und Herabsetzung des Kohlensäuredruckes im Blutplasma wandern die Chlorionen wieder aus den Blutkörperchen zurück.

Der Cholesterinspiegel ist im Blute der Hypertoniker vermehrt. Dieses Cholesterin, ein Fett höherer Zusammensetzung, bewirkt eine Sensibilisierung der Blutgefäße. Diese werden gegenüber dem Adrenalin und seinen chemischen Verwandten, welche eine Blutdrucksteigerung hervorrufen können, empfindlicher, und es kommt dadurch leichter auch bei gleichen Adrenalinwerten im Körper zu einer Blutdrucksteigerung. So schließt sich der Kreis der Verschiebungen im Ionenhaushalt und im Stoffwechsel: Alles stimmt zusammen, um eine Neurose, eine primäre Erkrankung des Konstriktorenzentrums, einzuleiten.

Der Auffassung, die Kylin vertritt, daß die essentiellen Hypertoniker Vagotoniker - Menschen mit einer bestimmten nervösen Belastung - seien, kann ich nicht beipflichten. Denn es fehlen gerade eine Reihe von Symptomen, die für die Vagotonie charakteristisch sind, Wärme- und Kältereaktionen sind bei Hypertonikern nicht gleichartig. Mancher Hypertoniker reagieren auf Wärme mit Blutdrucksteigerung, während normalerweise die Wärme eine blutdrucksenkende Wirkung hat. Eher könnte man sie unter dem Sammelnamen einer vegetativen Neurose unterbringen.

Um die Diagnose „essentielle Hypertonie" zu stellen, ist es auch nötig, sich über die Leistungen der Nieren ein richtiges Bild zu verschaffen. Es reicht nicht aus, festzustellen, ob im Harn Eiweiß oder sonst irgendwelche pathologischen Bestandteile aufzufinden sind, sondern ich verlange zur Feststellung der Hypertonie neben der chemisch-mikroskopischen Harnuntersuchung auch die Nierenfunktionsprüfung, die ich einfach als Wasser- und Durstversuch durchfahre. Der Patient bekommt in der Frühe ½ Liter Tee und nichts weiter zu essen außer einer trockenen Semmel; es wird während der nächsten vier Stunden die Menge und Konzentration des Harns überprüft; nach einem trockenen Mittagessen, bei welchem Gemüse, Kartoffeln, ein Stück Fleisch und eine trockene Mehlspeise (Kuchen) erlaubt sind, wird dann im

Hochdruck bei Nierenerkrankungen

73

Laufe des Nachmittags und Abends wieder die Konzentration und Menge des Harns überprüft und am nächsten Morgen die Konzentration des Harns festgestellt. Häufig findet sich bei den Hypertonikern, die längere Zeit schon an ihrer Krankheit leiden, verminderte Konzentrationsfähigkeit des Harns als Zeichen einer beginnenden Nierenschädigung.

Erweitertes Herz

Die Krankheitszeichen, die den Patienten beunruhigen, sind sehr häufig auch der Druck auf der Brust und Herzbeschwerden. Oft fand ich eine Vergrößerung des Herzens im Anfangsstadium der Hypertonie, vor allem Vergrößerung und Erweiterung des Herzens nach rechts. Im späten Stadium auch Erweiterung des Herzens nach links, ja manchmal auch ganz auffallende Herzerweiterungen, die aber kompensiert waren und von den Ärzten vor mir nicht mit Herzmitteln behandelt worden waren. Alle diese Erweiterungen habe ich nicht nur durch Perkussion (Beklopfen), sondern auch durch Röntgenaufnahmen festgestellt. Häufig ist auch die Aorta verändert, vor allen Dingen erweitert, da sie überdehnt ist. Ab und zu sieht man auch Fälle, die durch Extrasystolen, d. h. unregelmäßige Schlagfolge des Herzens, plötzliche Kontraktionen außerhalb des normalen Herzrhythmus, gekennzeichnet sind. Auch diese konnte ich durch meine Methode heilen oder auffallend bessern.

Gibt es eine Veranlagung zur Hypertonie?

Über die letzte Ursache der Hypertonie-Erkrankung wissen wir nichts Bestimmtes. Es sind verschiedene Ursachen angegeben worden. Sicherlich spielen auch konstitutionelle Momente eine bedeutende Rolle. Wie weit die Vererbung einer besonderen Veranlagung und Neigung zur Blutdrucksteigerung überhaupt in Betracht komm muß einer besonderen, eingehenden Untersuchung vorbehalten bleiben. Aus den Krankheitsgeschichten meiner Patienten konnte ich eine solche Anlage nicht ohne weiteres nachweisen. Im Gegenteil, manches Mal berichteten die Patienten von der ausgezeichneten Gesundheit und dem hohen Alter des Vaters und der Mutter, was im Falle einer wirklichen Anlage auf rezessiven Erbgang hindeuten würde, obwohl andere Forscher auf Grund der ihnen bekannten Stammbäume einen dominanten

Erbgang behaupten. Wahrscheinlich kommt dominanter und rezessiver Erbgang vor, wie wir dies auch bei anderen Anlagen kennen.

Der verstorbene Frankfurter Internist und Hochschullehrer Professor Volhard spricht von rotem oder blauem Hochdruck je nach der Gesichtsfarbe der Kranken. Der rote Hochdruck sei der ungefährliche, der blasse oder maligne sei der gefährliche, denn die Hypertoniker mit blasser Gesichtsfarbe würden in wenigen Jahren nach schwerem Siechtum dem Tode verfallen sein, während die roten Hypertoniker ohne größere Gefahren auch ein hohes Alter erreichen könnten. Ich halte diese Einteilung auf Grund meiner jahrzehntelangen Beobachtungen für irreführend, denn es gibt Hypertoniker mit blasser Gesichtsfarbe, welche nicht an dem „blassen" oder malignen Hochdruck erkrankt sind. Oft gelang es mir, solchen Kranken nach wenigen Wochen Behandlung wieder zu normaler gesunder Gesichtsfarbe zu verhelfen, ihren Blutdruck zu normalisieren und sie als gesund und leistungsfähig zu entlassen. Es ist auch psychologisch nicht richtig, blasse Menschen mit Hochdruck sozusagen als Schwerstkranke hinzustellen; denn erst die genaue Untersuchung ergibt, ob der blasse Hypertoniker auch am malignen Hochdruck erkrankt ist. Die roten Hypertoniker aber sind leider nicht vor den Gefahren geschützt, die ihnen drohen, und es wäre falsch, die Kranken in der trügerischen Hoffnung zu lassen, daß ihr roter Hochdruck ungefährlich sei. Der blasse oder maligne Hochdruck, ist von Anfang an durch eine schwere Erkrankung der Niere hervorgerufen, die ich für das primäre Geschehen halte. Deshalb ist m. E. die Einteilung in blassen und roten Hochdruck abzulehnen.

Früher hat man geglaubt, daß die Hauptursache für die Hypertonie darin bestünde, daß sich auf einem größeren Gebiet des Körpers die Haargefäße krampfhaft zusammenziehen, in diesem Kontraktionszustand verbleiben und dadurch im Gesamtkreislauf die Erhöhung des Blutdruckes erzeugen. Das ist sicherlich nicht Ursache, sondern bereits eine Auswirkung der Erkrankung. Ich bin der Ansicht, daß es sich

*„Blauer"
und „roter"
Bluthoch-
druck*

*Unterlüf-
tung der
Lunge, Über-
erregbarkeit
des Gefäß-
nervenzen-
trums (Kon-
striktoren-
zentrums)*

75

um eine Überempfindlichkeit des Konstriktorenzentrums handelt, einer Anhäufung von Ganglienzellen, die den Blutdruck dadurch regulieren, daß sie dauernd Erregungen an die Gefäße abgeben und sie in einem gewissen Tonuszustand erhalten.

Diese Übererregbarkeit des Konstriktorenzentrums, die man auch als eine Neurose bezeichnen kann, wird in der Mehrzahl der Fälle durch eine Verminderung der Atmung, wenn das Wort erlaubt ist, eine „chronische Unterlüftung" ausgelöst. Die normalen Reize des Lebens, die von unempfindlichen Personen gar nicht aufgenommen oder weitergeleitet werden, reichen bei diesen Menschen aus, um das Konstriktorenzentrum in krankhafter Erregung zu erhalten.

Auf diesen Zustand gesteigerter Erregung folgt das zweite und dritte Stadium meiner Einteilung der Hypertonie, wobei die verminderte Atmung eine Art Säuerung des Organismus bewirkt und dann ein Zustand verminderter Erregbarkeit des Atemzentrums eintritt.

Genauso wie im Schlaf die Erregbarkeit des Atemzentrums und der Sinnesorgane sinkt, so finden wir bei den schweren Hypertonikern Benommenheit, Schläfrigkeit, Arbeitsunlust, Vergeßlichkeit, Schwerbesinnlichkeit. Wenn wir uns eine Verminderung der Erregbarkeit eines Zentrums vorstellen wollen, so sei ein Bild gestattet:

Ein Zentrum ist wie ein Gefäß, das statt mit Wasser mit Erregung gefüllt ist. Die Flüssigkeit fließt über die Wand, wenn der Spiegel bis über den Rand steigt. Wenn (Abbildung 12: Schema der Erregbarkeit) aber die Wand plötzlich höher wird, so sinkt sozusagen der Erregungsspiegel, und es muß mehr Erregung gebildet werden, bis es zum Abfließen kommt.

Unterlüftung der Lunge bei Bluthochdruck

Wenn wir also von einer Veränderung der Erregbarkeit des Atemzentrums sprechen, ist es im Bilde so, als ob die Wand AB des Erregungsgefäßes höher geworden wäre (A'B'). So erklärt es sich auch, warum die Hypertoniker keine Zunahme der Atmung, eher eine Abnahme zeigen, obwohl sie sich in einem Zustand der Hypoxämie, also chronischer Erstickung (Unterlüftung) befinden. Diese chronische Erstickung ist, chemisch betrachtet eine Art Übersäuerung, die die Wasserstoff-Ionen der Kohlensäure bewirken. Wenn vom Blut auch durch die Säurezunahme eine vermehrte und vertiefte Atmung zu erwarten wäre, geschieht dies nicht, weil gleichzeitig auch die Erregbarkeit des Atemzentrums abgenommen hat und so diese chronische Erstickung unmerklich ablaufen kann.

Die Symptome der akuten Erstickung sind vor allem neben einer heftigen Muskelkontraktion die starke, ja enorme Blutdrucksteigerung, Hyperglykämie, d. h. Steigerung des Blutzuckers, Erweiterung der Pupillen, Schweiß-, Harn-, Stuhl- und Samenabgang, Dilatation des Herzens, Pulsverlangsamung, Benommenheit und schließlich Bewußtlosigkeit. Bei der chronischen Erstickung, welche die schwere Hypertonie zum Teil auslöst, finden wir eine Reihe von Symptomen der akuten Erstickung wieder: die starke Blutdrucksteigerung, oft auch Hyperglykämie, die Erweiterung (= Dilatation) des Herzens und die Benommenheit. Die Gleichheit vieler Symptome weist auf eine tief innere Verwandtschaft, der Erfolg der Therapie auf eine weitere. Die Erregbarkeit des Atemzentrums ist vermindert, daher muß die bewußte Atmung einsetzen, um diesen Zustand verminderter Atmung zu beseitigen.

Symptome der Erstickung

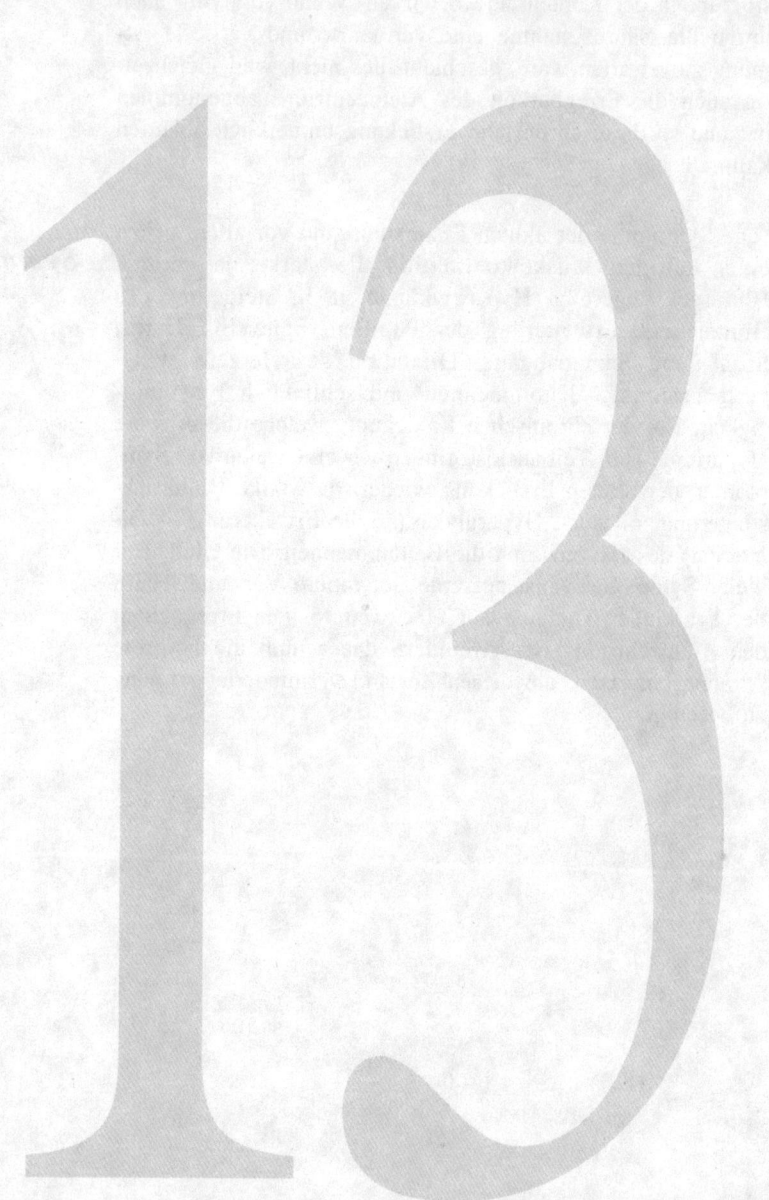

Kapitel 14

Diät

Viele Tausende von Menschen nehmen in ihrer Nahrung viel Fleisch, und tierisches Eiweiß zu sich und doch bekommt nur ein Bruchteil von ihnen Gicht. Wer aber eine Anlage zur Gichterkrankung hat, kann von der Gicht verschont bleiben, wenn er in seiner Kost sorgfältig alle Purin-Stoffe meidet, die den gichtischen Anfall auslösen. Wer sich also sehr knapp ernährt, kein Fleisch, wenig Eiweiß und auch wenig tierisches Fett zu sich nimmt, wird trotz der Anlage keine Gicht bekommen.

Ähnlich ist es auch bei der Hypertonie. Wer eine richtige, vorsichtige Lebensweise führt, wird von der Krankheit verschont bleiben, auch wenn er die Anlage dazu besitzt, denn er wird die verschiedenen Reize und Giftstoffe ausschalten, ohne die, selbst wenn die Anlage vorhanden ist, die eigentliche Krankheit nicht in Erscheinung treten kann. Diesen Trost kann gerade die neue Medizin den von Krankheiten bedrohten Menschen geben. Vererbung und Auftauchen einer Krankheit einerseits, Heilung und Verschwinden derselben andererseits stehen nur scheinbar im Widerspruch, denn der gute Arzt kann trotz der Vererbung das Gesundbleiben des Bedrohten bzw. die Heilung des Erkrankten erzielen.

Eine Reihe von Stoffen, die im Blute kreisen, auch die verschiedenen Abbauprodukte der Fleischnahrung, können eine Erregung des Konstriktorenzentrums (Nervenzentrum, das die Zusammenziehung der Blutgefäße bewirkt) auslösen. Deshalb ist die Pflanzenkost all denen anzuraten, welche zur Hypertonie-Erkrankung neigen.

Der Frankfurter Internist Professor Volhard hat alle Hypertoniker mit Entziehung von Kochsalz behandelt, da er dies als die wichtigste Maßnahme ansah. Ich halte diese Beschränkung der Kochsalzaufnahme für richtig, aber als einzige Maßnahme für unzureichend, denn es gibt kaum einen Hypertoniker, der auf Grund der Enthaltung von Kochsalz

Kochsalzentzug allein reicht nicht

79

allein einen normalen Blutdruck und damit seine volle Gesundheit wiedergewonnen hätte.

Aus meiner obigen Darstellung geht hervor, daß zwar Natrium- und Chlor-Ionen eine große Rolle spielen, aber es wird auch klar, daß dies nur ein Teilgeschehen in dem Kampf um die Erhaltung des Gleichgewichts zwischen Säuren und Basen ist, der alle regulatorischen Maßnahmen im Blut dienen.

Die Wirkung von Säuren: Blutdrucksteigerung und schnellere Atemfrequenz

Bei Überschuß von Säuren, den unsere sogenannte normale Kost bewirkt, **wird der Blutdruck gesteigert** und die Atemfrequenz beschleunigt. Durch die Vertiefung der Atmung werden die Alkalireserven im Blut wieder vermehrt und der Druck zur Norm zurückgeführt. Durch Rohkost werden vor allem die basischen Bestandteile der Nahrung vermehrt, so daß sie stärker wirkt als nur die Kochsalzentziehung. - Ebenso tragen Hast, Lärm und Aufregung des modernen Lebens dazu bei, die Hypertonie-Erkrankungen in Erscheinung treten zu lassen. Sehr häufig sind es Kaufleute, Geschäftsleute, Menschen im schweren Lebenskampf, die von dieser Krankheit betroffen sind. Ich habe schon früher darauf hingewiesen, daß fast von allen Stellen der Großhirnrinde eine Reizung des Konstriktorenzentrums möglich ist. Dies ist nur der allgemein-physiologische Ausdruck dafür, daß alle Reize des Tages dazu dienen können, die Hypertonie herbeizuführen.

Hilft das Liegen, helfen Beruhigungspillen?

Manche Internisten versuchten früher durch strenge Liegekuren die Patienten zu heilen. Ich kenne einige Fälle, die, monatelang ins Bett verbannt, nicht geheilt, sondern lediglich geschwächt wurden. Ebensowenig helfen die verschiedenen Schlafmittel und Brompräparate, die in Hunderten von Medikamenten reichlich, ja überreichlich angeboten und verschrieben werden. Viele dieser Mittel machen die Kranken auch an den wenigen Stunden des Tages, die sie sonst arbeiten konnten, so schlaftrunken, daß sie dann kaum irgend etwas leisten können, und vermindern und erschweren außerdem die Tätigkeit des Atemzentrums. Wirkliche Heilung ist auf diese Weise nie erzielt worden. Sie kann auch so nicht herbeigeführt werden, denn die Bekämpfung eines Symptoms kann niemals die Krankheit selbst heilen; nur wenn es gelingt, die Hauptursache zu beseitigen, kann man auf Heilung hoffen.

Auch die Erwartung, mit verschiedenen Kalkpräparaten oder Atropin eine Heilung zu erreichen, erwies sich als trügerisch, obwohl die Vermehrung des Blutkalks in der Richtung der Wiederherstellung des gestörten Ionengleichgewichtes wirken würde. Ich habe niemals einen überzeugenden Erfolg gesehen. Nun sind von der pharmazeutischen Industrie eine Reihe von injizierbaren Präparaten auf den Markt gebracht worden, die zwar im Tierexperiment für kurze Zeit den Blutdruck herabgesetzt, sich aber bei der Behandlung des Menschen nicht bewährt haben.

Viele überflüssige Medikamente

Es wäre unangebracht, eines zu nennen, als ob es besonders schlecht wäre, und die anderen, ähnlichen Präparate zu übersehen. Daher will ich nur im allgemeinen darauf hinweisen, daß durch die verschiedenen Kombinationen von Papaverin, Secale, Luminal, Brom, Diuretin, Kalzium und Jod keine nennenswerten Erfolge erzielt worden sind. Nach Jodpräparaten sah ich sogar wiederholt bedeutende Verschlechterung des Allgemeinbefindens.

Eine neue Gruppe von Injektionspräparaten zur Herabsetzung des Blutdrucks ist seit einigen Jahren aufgetaucht, seitdem man versucht, durch Hormone aus den Keimdrüsen (Eierstock und Hoden) und dem Hypophysenvorderlappen den Kranken Substanzen zuzuführen, die das Absinken des Blutdrucks bewirken sollen. Im Hoden und Eierstock werden dauernd Stoffe, „Hormone", gebildet, welche im feinen Ausgleich mit den anderen Drüsen der inneren Sekretion zum Absinken des Blutdruckes beitragen. Wenn die Geschlechtsdrüsen altern, steigt der Blutdruck. Man hat daher versucht, diese Substanz durch Injektionen dem Körper wieder zuzuführen und gewisse Erfolge erzielt.

Aber die Substitutionstherapie, d. h. die Zuführung der Substanzen, von denen zu wenig oder gar nichts mehr gebildet wird, kann nur Dauererfolge erzielen, wenn es dadurch gelänge, nach einer gewissen Zeit die Drüsen wieder zu normaler Tätigkeit zu bringen. Das ist nicht der Fall. Der kranke Mensch aber kann sich nicht durch ein Jahrzehnt oder länger Hormonsubstanzen injizieren; daher kann dieser Weg zu einem wirklichen Erfolg nicht führen, sondern höchstens zu Eintagserfolgen.

Geschlechts-verkehr und Blutdruck

Eine Frage ist, ob man den essentiellen Hypertonikern den Geschlechtsverkehr verbieten soll oder nicht. Die Geschlechtsbetätigung, welche in Ejakulation und Orgasmus ihren Höhepunkt findet, geht mit starker Blutdrucksteigerung einher. Manche Ärzte haben daher ihren Kranken den Geschlechtsverkehr überhaupt verboten. Ich halte das für falsch. Auch da muß man einen mittleren Weg einschlagen. Denn durch die Ausschaltung des Verkehrs werden die Drüsen nicht angeregt, sondern in ihrer Tätigkeit abgeschwächt und erzeugen daher gerade die blutdrucksenkende Substanz nicht mehr. Das Altern der Keimdrüsen wird durch vollständige Enthaltung vom Verkehr jedenfalls beschleunigt. Es werden mithin alle Maßnahmen, die zur Anregung der Tätigkeit der Geschlechtsdrüsen führen, auch zur Abschwächung des Blutdrucks führen. Die einmalige kurze Steigerung beim Verkehr wird man wohl in Kauf nehmen müssen, denn bei dem Hypertoniker sind zu Beginn seines Leidens die Gefäße noch nicht abgebraucht und brüchig, sie können es aber durch die dauernde Steigerung des Blutdruckes werden. Daher kann man den Kranken im ersten und zweiten Stadium der Erkrankung den Geschlechtsverkehr gestatten. Die einmalige Steigerung des Blutdrucks ist eine geringere Gefahr als die dauernde Nervosität und gesteigerte Reizbarkeit des Patienten.

Die Rauwolfia-pflanze

Vor etwa 30 Jahren wurden die aus einer indischen Pflanze namens Rauwolfia serpentina stammenden Präparate entdeckt. Es erschienen eine Reihe von ausgezeichneten Präparaten, von der pharmazeutischen Industrie begeistert empfohlen. - Die Namen Rauwopur, Raupina, Rivadescin, Serpatonin, Serpasil, Reserpin wurden allgemein bekannt. Der Blutdruck sank wirklich bei den Blutdruckkranken auf normale Werte. Die Patienten wurden ruhig, aber nach 1 bis 2 Jahren wurden sie allzu ruhig, schläfrig, die geistige Potenz, Denkschärfe nahm bedrohlich ab. Denn ein deutliches Absinken der geistigen Kräfte, eine beginnende Verblödung, war die Folge dieser .Medikamente.

Das ist ja in Wirklichkeit eines der Hauptprobleme bei der medikamentösen Behandlung der Hypertonie. Was geschieht denn auf die Dauer mit einem Patienten, der zwischen 40 und 50 Jahren gegen seine Hypertonie Medikamente nimmt? Ist der Blutdruck normal geworden - wir sprechen von der essentiellen Hypertonie - der Patient hört mit den Medikamenten auf und - der Hochdruck- ist wieder da. Von wirklicher Heilung kann nicht gesprochen werden. Die Leber muß ja alle Medikamente wieder abbauen.

Ebensowenig kann ich mich mit den Sympathicusblockern befreunden. Denn es ist wohl klar, daß ein Präparat, das die Übertragung der sympathischen Nervenerregung an die peripheren Organe verhindert, eben nicht nur eine Erschlaffung der Blutgefäße und damit Drucksenkung bewirkt, sondern auch eine Reihe von anderen Folgen, Durchfall und orthostatischen Kollaps bewirkt. Die Patienten fallen beim Aufstehen um oder müssen bei den Ganglienblockern sogar zu laufen anfangen, um den Kollaps zu vermeiden. Bei den Ganglienblockern - sie sind im Westen beliebt - sind die Nebenwirkungen sehr groß, so daß es besser ist, von diesen Präparaten wie Pendiomid oder Camphidonium, Mevasine und anderen lieber abzusehen.

Blockade von Gefäßnerven

Fassen wir die Schäden der antihypertonischen Medikamente zusammen: Die Saluretica (Na-Ausscheider) scheiden nicht nur Na, sondern auch zuviel K (Kalium) aus und bedrohen dadurch die elektrische Spannung jeder Körperzelle. Man muß daher am besten gleich von Anfang an Kalium täglich dazureichen. Bei den Rauwolfiapräparaten, die, populär gesprochen, eine seelische Niederschlagkomponente entfalten, kommt es leicht zu Müdigkeit, Superazidität, Übererregbarkeit von Magen-Darm, depressiven Schüben, Selbstmordgefahr und langsam fortschreitender Verblödung - wenn die Rauwolfiapräparate 1 bis 2 Jahre genommen werden.

Keine Rose ohne Dornen: Schäden durch Medikamente

Die Dihydralazinpräparate wie Nepresol, Apresolin bewirken Schwindel und Erbrechen, aber auch Wallungen, Hautödeme und Veränderungen im Blut bis zu einem Bild des Lupus erythemathodes. Allerdings verschwinden die Schäden beim Absetzen des Präparates.

Bei den elektiv Sympathikusblockern, z. B. Guanethidin, kommt es zu Obstipation, Sehstörungen, Impotenz, ja sogar zu Ileus (Darmlähmung). Man darf deshalb das Präparat dieser Gruppe, z. B. das Ismelin nur gleichzeitig mit einem Chlorothiazidpräparat geben.

Der orthostatische Kollaps, von dem ich schon früher berichtete, ist eine ganz besonders unangenehme Beigabe. Was hilft schon die Herabsetzung des Blutdrucks, wenn der Mensch nicht stehen und gehen kann? Die so Behandelten fühlen sich so, als ob ihnen der wichtigste Halt aus den Gliedern gezogen wäre. In schweren Hypertoniefällen, wo der Hochdruck gewöhnlich auf der Erkrankung der Niere beruht, kann trotz der geschilderten Gefahren ein vorsichtiger Versuch mit diesen Präparaten gewagt werden.

Den Statistiken zufolge bleiben solche Patienten mit dieser medikamentösen Behandlung etwas länger am Leben als solche ohne diese Pharmaka.

Jeder Fuchs lobt seinen Schwanz

Es ist zwar eine bisher gültige Regel: Je zahlreicher die Medikamente sind, die für eine Krankheit hergestellt werden, desto geringer die Aussichten, die Kranken zu heilen. Die allerneuesten Auffassungen der berühmtesten chemisch-pharmazeutischen Firmen, z. B. Bayerwerke, weichen von dieser Regel ab und erklären: Ohne die monatelange Verwendung von Medikamenten der vier verschiedenen Gruppen könne man bei der Hypertonie keine Erfolge erzielen - man müsse Rauwolfiapräparate, Saluretica und Sympatholytika (adrenergische Neurosenhemmer) und das neue Alfa-Methyl-Dopa und Ganglienblocker gleichzeitig geben.

Präparate einer Gruppe führen nie zum Ziele - das ist das Bekenntnis der fahrenden pharmazeutischen Industrie. Man kann es den chemischen Firmen nicht übel nehmen, daß sie für die Atemtherapie blind sind, nach dem alten deutschen Sprichwort: Jeder Fuchs lobt seinen Schwanz. Denn die Atemtherapie ersetzt in sehr vielen Fällen das Medikamentenschlucken. Diese schwer zu behandelnden Hypertonien sind in Wirklichkeit nur Symptome der Erkrankung wichtiger Organe, der Niere, des Herzens, der Nebenniere, des Gehirns und des Endokriniums, die leider durch Herabsetzung des Blutdrucks nur wenig geändert werden können.

So bleibt die Atemtherapie eine souveräne Maßnahme, nicht nur zur natürlichen Normalisierung des Blutdrucks ohne Medikamente, sondern gleichzeitig auch zur Kräftigung des Herzmuskels und zur Bekämpfung des Emphysems und der Altersbronchitis, zur besseren Durchblutung des Gehirns und damit zur Erhaltung der Lebensflamme, des Geistes. Oft stellen sich Patienten vor, die vor 20 Jahren mit der Heilatmung begannen, ihre Hypertonie heilten und über ein Alter von 60 oder 80 Jahren hinaus ihre geistige und körperliche Frische bewahrt haben.

Souveräne Atem-therapie

Trotzdem ist die Verlockung für den vielbeschäftigten Arzt groß, nach Feststellung einer Hypertonie ein Präparat zu verordnen und auf diese Weise dem Patienten wenigstens für einige Monate „zu helfen". Diese Ärzte begnügen sich mit der Diagnose Hypertonie, der sie heimlich, ohne es sich selbst einzugestehen, hinzufügen: „Essentielle" Hypertonie. Diese Hypertonie sei eine solche, über deren Ursprung eigentlich nicht ausgesagt werden sollte, obwohl ich seit vielen Jahren sie als eine Erkrankung des Konstriktorenzentrums im verlängerten Mark beschrieben habe und die Erfolge der Atemtherapie ein Beweis meiner Auffassung sind. Die Blutdrucksteigerung ist dann die einzige feststellbare Erkrankung des Patienten. In den letzten Jahrzehnten hat es sich aber herausgestellt, daß die essentielle Hypertonie seltener ist, als man früher annahm, und daß man von ihr sekundäre Hypertonien abgrenzen müsse. Diese lassen sich in fünf Gruppen einteilen.

Die fünf Gruppen der Hochdruckkrankheiten sind:
1. Nierenbedingte Hochdruckkrankheiten (renale Hypertonie)
2. Herz- und gefäßbedingte Hochdruckkrankheiten (kardiovaskuläre Hypertonie)

Die fünf Gruppen der Hoch-druckkrank-heiten

85

3. Hochdruckkrankheiten durch Funktionsstörungen der inneren Drüsen (endokrine Hypertonie)
4. Hochdruckkrankheiten durch Fehlregulation des Nervensystems (neurogene Hypertonie)
5. Hochdruckerkrankungen durch seelische oder psychische Erkrankungen (psychosomatisch bedingte Hypertonie)

Anmerkungen zu den einzelnen Gruppen

Nierenbedingte Hypertonie: Wenn Erkrankungen der Niere (Nephritis acuta und subacuta, chron. Nephritis, Pyelonephritis, aufsteigende Nierenbeckenentzündung, Zystenniere, Hypokaliämie, renal bedingter Kaliummangel) vorliegen, müssen diese Erkrankungen auch geheilt werden, bevor man sich nur mit der Blutdrucksenkung durch die Atemtherapie befaßt.

Herz- und gefäßbedingte Hochdruckkrankheiten: Eine Reihe von Herzklappenfehlern wie Aortennisuffizienz, Aortenisthmusstenose, arteriovenöse Fistel und Arteriosklerose, Nierenarterienstenose können die Ursache eines Bluthochdrucks sein.

Hochdruckkrankheiten durch Funktionsstörungen der inneren Drüsen: Hyperthyreose (Schilddrüsenerkrankung), Morbus Cushing (Hypophysenvorderlappen) und Phaeochromocytom (Tumoren des Nebennierenmarks) stellen weitere mögliche Ursachen dar..

Hochdruckkrankheiten durch Fehlregulation des Nervensystems: Hirntumore, Hirnsklerose.

Hochdruckerkrankungen durch seelische oder psychische Erkrankungen: Geistige Überbelastung, Kampf um Rang, Zwiespalt zwischen Wunsch und Wirklichkeit, Sexus und Religion.

Eine gründliche Anamnese ist daher eine unabdingbare Voraussetzung. Der wahre Arzt kann auf die seelischen Voraussetzungen keinesfalls verzichten - im modernen wissenschaftlichen Stil würde es heißen: „die psychosomatischen Parameter" dürfen nicht vernachlässigt werden. Ich habe in meinem Buche hier einige nette Beispiele dazu bekannt gegeben.

Wenn die Ursache der Blutdrucksteigerung nicht festgestellt wird oder werden konnte, dann kann es geschehen, daß der mit dem Blutdruck herabsetzenden Mittel begabte Patient sich nach Einnahme des Mittels bedeutend schlechter fühlt, als vor der Einnahme des Heilmittels. Das kommt daher, daß dieser Hochdruckkranke ebenfalls eine kranke Niere hat, die bei Diagnosestellung durch die einfache Harnuntersuchung nicht erkannt werden kann. Der Körper antwortet mit einer Steigerung des Blutdrucks, um die Folgen der Niereninsuffizienz oder Sklerose zu beseitigen und die richtige Durchblutung der Niere trotz des erhöhten Widerstandes in dem Organ, das nach dem Gehirn die größte Blutmenge benötigt, sicherzustellen. Es ist dann ein sog. Erfordernishochdruck, der allerdings sehr selten ist.

Blutdruck besser, Zustand schlechter

Der Nachweis einer Niereninsuffizienz erklärt sofort das Unwohlbefinden des Kranken nach den vorgeschriebenen Medikamenten, die den Blutdruck herabsetzen. Er benötigte eine Verbesserung der Blutdurchströmung der Niere. Die Erweiterung der Arteriolen und Präkapillaren in der Niere und im Gehirn durch die Heilatmung setzt aber den Blutdruck dann physiologisch richtig herab, im Gegensatz zu der gewaltsamen Herabsetzung durch Medikamente, seien es die Allermodernsten und Allerbesten. Die Steigerung des Kochsalzgehaltes (Natriumchlorid, NaCl) im Blut ist eine häufig beobachtete Teilursache der Hypertonie. Die Herabsetzung des NaCl in der Nahrung ist nur selten ausreichend, um den Hypertonus zu senken. Medikamente, die das NaCl zusätzlich ausschwemmen, gibt es bekanntlich in den sog. Chlorothiaziden, z. B. Esidrex und Novidrex, ähnlich wirkt auch das Hygroton. Diese sog. Saluretica der Thiazidgruppe wirken günstig ohne gefährliche Nebenwirkungen auf die Herabsetzung des Blutdrucks. Eine gewisse Gefahr liegt zwar darin, daß bei ihrer Wirkung auch mehr Kalium ausgeschieden wird, das zur Erhaltung der elektrischen Spannung in der Zelle unbedingt notwendig ist, doch das kann man mit Kalinor leicht ersetzen.

Ganz besonders aber muß man darauf achten, daß durch die kochsalzarme oder gar kochsalzfreie Ernährung nicht ein Unheil heraufbeschworen wird, denn nach 5 Wochen kochsalzfreier Ernährung stellt die Niere ihre Arbeit ein - der

Mensch ist in Lebensgefahr. Dann schleunigst Kochsalz geben, damit der Mensch nicht stirbt.

Kochsalz: Wenig reicht.

Der tägliche Minimalbedarf eines ruhenden Menschen an Kochsalz, NaCl, liegt bei 0,5 Gramm, der Normalbedarf bei höchstens 5 Gramm. Dabei kann der Einzelne bis zu 4 L Flüssigkeit trinken, ohne das elektrolytische Gleichgewicht zu stören. Bei schwerer Arbeit, Hitze und bei starkem Schwitzen muß zu jedem Liter getrunkener Flüssigkeit 1 g NaCl zugesetzt werden - Gefahr der Wasservergiftung! Jeder hat eine rasch verfügbare Kochsalzreserve von 15 bis 25 g. Ist diese verbraucht, dann hält der Mensch die bleibende Gesamtmenge NaCl von 150 g energisch zurück und die Funktion der Niere, des Magens und anderer Organe kommt zum Erliegen. Aber eine kochsalzarme Diät, (1,5 bis 2 g NaCl am Tage) verträgt der Mensch jahrelang ohne Schaden.

Anmerkung zur Neubearbeitung

Dieses Kapitel enthält eine ganze Reihe von Informationen, die - bedingt durch neuere medizinische Forschungen und Trends - einer Neufassung und -bewertung bedürfen. Nach längerer Diskussion und Überlegung schien es das Beste, diese Anmerkungen nicht in den Text einzufügen, da hierdurch der Textfluß erheblich gestört worden wäre, sondern sie - gewissermaßen als Randbemerkungen - an den Schluß des Kapitels zu positionieren.

Anmerkung: Medikamentöse Behandlung von Bluthochdruck heute

Seit dieses Buch das letzte Mal verlegt wurde, hat sich in der Medizin und ebenfalls in der medikamentösen Behandlung von Bluthochdruck viel getan. Einige Medikamente, die der Autor hier erwähnt, werden nicht mehr eingesetzt, andere sind hinzugekommen. Und wie so oft bringt auch hier der Fortschritt wenig Fortbewegung zum Ziel hin.

Das Buch „Bittere Pillen", dem man weiß Gott keinen allzu kritischen Umgang mit den Errungenschaften der Pharmakonzerne attestieren kann, äußert sich zur Problematik der Blutdrucksenkung durch Medikamente wie folgt:

„Mit wenigen Ausnahmen weisen alle seriösen Publikationen der letzten Zeit darauf hin, daß es zweifelhaft ist, ob die medikamentöse Behandlung von leicht erhöhtem Blutdruck (mit diastolischen Werten zwischen 90 und 100 mm Hg) einen Nutzen bringt. Überall wird vor möglichen Risiken gewarnt. Falls durch sorgfältige Messungen wirklich zu hoher Blutdruck festgestellt wird und die anderen Maßnahmen nicht gewirkt haben, kann unter sorgfältigem Abwägen der Vor- und Nachteile eine medikamentöse Behandlung begonnen werden.

In letzter Zeit häufen sich Warnungen in Fachzeitschriften, daß die Zahl der Personen steigt, „die aufgrund einer vorschnellen Diagnose Antihypertensiva (= Medikamente gegen Bluthochdruck) erhalten, obwohl sie keinen behandlungsbedürftigen Hochdruck haben".

In der medikamentösen Therapie des Bluthochdruckes werden heutzutage folgende Wirkstoffgruppen eingesetzt:

- **Beta-Rezeptoren-Blocker** (auch kurz Beta-Blocker genannt): Sie blockieren die nervösen Reizleitungen an den Beta-Rezeptoren der Nervenendigungen. Dadurch wirken sie dem Nebennierenhormon Noradrenalin entgegen, verringern Stärke und Frequenz des Herzschlages und unterbinden die Erweiterung von Atemwegen und Gefäßen.

Medikamente zur Blutdrucksenkung

Beta-Blocker werden deswegen auch zur Behandlung von Herzrhythmusstörungen, Angina pectoris, Migräne und Lampenfieber eingesetzt. In der Bluthochdrucktherapie finden vor allem die sogenannten herzspezifischen (kardioselektiven) Beta-Blocker (Wirkstoffe: Atenolol und Metoprolol) Verwendung.

- **Kalziumantagonisten** (Wirkstoffe: Diltiazem, Nifedipin oder Verapamil) führen durch die Verringerung des Kalziumeinstroms zu einer Gefäßerweiterung und somit zur Verringerung des peripheren Gefäßwiderstandes.

Kalziumantagonisten erhält man unter den Handelsnamen: Adalat, Nifedipat, Nifedipin oder Isoptin.

- **ACE-Hemmer** (ACE = angiotensin-converting-enzymes, Wirkstoff Captopril) blockieren ein Enzym im Blut, daß den Umbau der Substanz Angiotensin I in das gefäßzusammenziehende Angiotensin II bewirkt. Sie verringern so ebenfalls den peripheren Gefäßwiderstand.

ACE-Hemmer sind unter anderem unter den Handelsnamen Capozide, Tensobon, Pres oder Xanef erhältlich.

● **Diuretika bzw. Saluretica:** Sogenannte „Entwässerungspillen", die eine Wiederaufnahme von Natrium aus den Nieren in das Blut unterbinden. Dadurch wird die Menge des ausgeschiedenen Urins erhöht und gleichzeitig ebenfalls eine Verringerung des Gefäßwiderstandes erreicht.

Ein Nachteil der Saluretika ist der hohe Verlust an Kalium aus dem Blut. Deswegen wurden zusätzlich sogenannte „kaliumsparende Diuretika" entwickelt, bei denen der Verlust von Kalium begrenzt wird,. Kaliumsparende Diuretika wirken nicht so effektiv wie die „normalen" Diuretika und werden deswegen hauptsächlich zusätzlich zu diesen gegeben, um einem Kaliumverlust vorzubeugen. Die routinemäßige Verschreibung von sogenannten kaliumsparenden Diuretika ist laut „Bittere Pillen" nicht sinnvoll und in manchen Fällen wegen der Gefahr von Hyperkaliämie (zu viel Kalium im Blut) - sogar gefährlich. Der Körper hat normalerweise genügend Kalium im Gewebe gespeichert, um den erhöhten Bedarf bei einer Hochdrucktherapie mit Diuretika zu decken.

Verwendet werden in der Bluthochdruckbehandlung in erster Linie die sogenannten „Thiazid-Diuretika" Hydrochlorthiazid (Disalunil, Esidrix), Chlorthalidon (Hydrolog, Hygroton), Cyclopenthiazid und Mefrosid (Baycaron) .

Ähnlich wie die Beta-Rezeptoren-Blocker wirken die **Sympathikusblocker** Clonidin(Catapresan, Clonidin ratiopharm), Methyldopa (Presinol, Methyldopa ratiopharm), das bereits von Professor Tirala erwähnte Guanfacin (Estulic) oder Dihydergotamin(DHE, DET, Dihydergot). Sie wirken den Effekten von Noradrenalin an den Endigungen der Gefäß- und Herznerven entgegen und wirken so gefäßerweiternd und senken die Herzleistung .

Das Rauwolfiapräparat „Reserpin" ist ein pflanzliches Gift (Alkaloid), das von seiner Wirkung zu den Sympathikusblockern zu zählen ist.

Das folgende, im deutschen Sprachraum am weitesten verbreitete Drei-Stufen-Schema der „Deutschen Liga zur Bekämpfung des hohen Blutdrucks e. V." empfiehlt zur medikamentösen Behandlung der Hypertonie einen sogenannten „Drei-Stufen-Plan", in dem die oben erwähnten Medikamente in Kombinationen von zwei oder drei verschiedenen Wirkstoffen eingesetzt werden.

Der „Drei - Stufen- Plan"gegen erhöhten Blutdruck

Zu den Risiken der medikamentösen Hochdruckbehandlung bemerken die „Bitteren Pillen" folgendes:
„Bei allen Medikamenten gegen Bluthochdruck können erhebliche Nebenwirkungen auftreten. In einer skandinavischen Studie mußten bei jedem fünften gegen Hochdruck behandelten Patienten die Medikamente wegen schwerer Nebenwirkungen abgesetzt werden. In letzter Zeit mehren sich auch warnende Berichte über die Langzeitfolgen medikamentöser Hochdrucktherapie. Die Fachwelt diskutiert derzeit die Nebenwirkungen einiger Bluthochdruckmedikamente, die zu einer Erhöhung von Blutzucker, Cholesterin und Harnsäure führen können, so daß man sich die Frage stellen muß, ob blutdrucksenkende Mittel zwar den Blutdruck senken, jedoch wegen ihrer Wirkung auf den Fett-, Zucker und Harnsäurestoffwechsel das Risiko, an Herz-Kreislauf-Leiden zu erkranken, erhöhen".

Risiken von blutdruck- senkenden Medika- menten

Wie so häufig auch in anderem Zusammenhang bemerkt und beschrieben, bringt eine Zunahme von Medikamenten, die ein und demselben (hier blutdrucksenkenden) Zweck dienen, auch fast zwangsläufig eine Zunahme von Komplikationen und Nebenwirkungen mit sich: Auch die „modernen" Blutdrucksenker machen hier keine Ausnahme. Nach dem Motto: „Jedem Tierchen sein Pläsierchen" hat jede Gruppe unterschiedliche Nebenwirkungen aufzuweisen.

Die Dornen der moder- nen Rosen: Neuere blut- drucksen- kende Mittel und ihre Nebenwir- kungen

91

Nebenwirkungen von Kalziumantagonisten

Nifedipin (Adalat, Cordicant, Nifedipat, Nifedipin-rationpharm, Nifedipin Stada, Nifepuren, Pidilat, Sali-Adalat, Tredalat): Schwindel, Benommenheit, Schwächezustände, Kopfschmerzen, Gesichtsröte, Schwellungen der Beine (= Ödeme).

Verapamil (enthalten z. B. in Isoptin): Schwindel, Benommenheit, Übelkeit, Verlangsamung des Pulses, Kopfschmerzen, Schwellungen der Beine (= Ödeme), Schwächezustände, Verstopfung.

Diltiazem (enthalten z. B. in Dilzem): Gelegentlich Übelkeit, Müdigkeit, Kopfschmerzen, allergische Hauterscheinungen. Magen-Darm-Störungen und Herzrhythmusstörungen treten seltener auf. Bei hoher Dosierung Wassereinlagerung im Körpergewebe (= Ödeme).

Nebenwirkungen von Betarezeptorenblockern

Falls ein Beta-Blocker nicht wirkt, hat es wenig Sinn, auf einen anderen umzusteigen, weil alle Beta-Blocker etwa das gleiche Wirkprinzip haben.

Unterschiede bestehen vor allem bei den Nebenwirkungen: Relativ häufig sind Schwindel, Benommenheit, Verlangsamung des Pulses. Weniger häufig treten Atemschwierigkeiten, Verwirrtheitszustände (besonders bei älteren Personen), Depressionen, reduzierte Aufmerksamkeit, Anschwellen der Fußknöchel, Füße oder Beine sowie kalte Hände oder Füße auf. Beta-Blocker können außerdem die Sexualität einschränken (z. B. Potenzstörungen verursachen). Wer an Asthma, Zuckerkrankheit oder Durchblutungsstörungen der Gliedmaßen leidet, sollte Beta-Blocker nur in speziell begründeten Fällen verwenden.

Risiken beim Einsatz wasserausschwemmender Mittel (Diuretika)

Thiazid-Diuretika sind ähnlich wirkungsvoll wie Beta-Blokker, jedoch wesentlich billiger. Da als Nebenwirkung dieser Substanzen der Kaliumspiegel im Blut absinkt, verordnen die Ärzte häufig zusätzlich zu Thiazid-Diuretika routinemäßig Wirkstoffe, die das Kalium im Organismus zurückhalten. Kaliumpräparate verursachen als Nebenwirkungen allerdings häufig Magengeschwüre.

Präparate mit dem Wirkstoff Captopril (enthalten z. B. in Capozide, Lopirin, Tensobon) und Enalapril (enthalten z. B. in Pres, Xanef) werden neuerdings von der „Hochdruck-Liga" als „wirksame und gut verträgliche Medikamente" eingestuft. Manche Arzneimittel-Fachleute warnen hingegen vor einer routinemäßigen Verschreibung, weil bei diesen Mitteln ebenfalls schwere Nebenwirkungen auftreten können:

- Unstillbarer Reizhusten bei 15 bis 33 Prozent aller Patienten
- seltener auch Nierenschäden
- lebensbedrohlicher Kaliumüberschuß im Körper sowie Blutbildstörungen.
- Hydralazin (Adelphan Esidrix, Depressan, Elfanex, Nepresol, Treloc, Trepress, Triloc, Tri-Normin, Triniton, Tri-Torrat.) kann bei Autofahrern oder Personen, deren berufliche Tätigkeit erhöhte Aufmerksamkeit erfordert, Probleme verursachen, weil als Nebenwirkung Schwindel und Kopfschmerzen auftreten können. Diese Nebenwirkungen treten besonders bei schnellen Lageveränderungen des Körpers (z. B. vom Sitzen zum Stehen) auf.

Methyldopa (Presinol, Caprinol.): Autofahrern und Personen, deren berufliche Tätigkeit erhöhte Aufmerksamkeit erfordert, kann die Einnahme von Methyldopa Probleme verursachen, weil unter Umständen das Reaktionsvermögen eingeschränkt wird. Diese Nebenwirkung tritt am Beginn der Behandlung häufiger auf und bildet sich unter Umständen nach einiger Zeit zurück. Wer nach Einnahme von Methyldopa ohne ersichtlichen Grund Fieber bekommt, sollte den Arzt aufsuchen, weil das ein Hinweis auf seltene, aber gefährliche Nebenwirkungen (Blutschädigung, Herzmuskelentzündung, Leberschäden) sein kann.

Clonidin (Catapresan) ist wegen schwerwiegender Nebenwirkungen bei Arzneimittel-Fachleuten umstritten. So können z. B. nach Absetzen des Medikaments oder schon durch ein oder zwei vergessene Einnahmen schwere Bluthochdruckkrisen ausgelöst werden Das „Arzneimittel-Kursbuch" stuft Clonidin aus dem gleichen Grund als ein Mittel ein, das wegen der Nebenwirkungen nur in Ausnahmefällen verwendet werden sollte.

Reserpin (Adelphan Esidrix oder Esidrex), Bendigon N, Brinerdin, Briserin, Darebon, Elfanex, Modenol, Resaltex, Suprenoat) ist wegen der möglichen schweren Nebenwirkungen in einigen europäischen Ländern sehr umstritten. Es wirkt dämpfend auf das Nervensystem und kann schwere Depressionen mit Selbstmordneigungen auslösen. Anzeichen dafür sind unübliche Stimmungsveränderungen, Alpträume oder Schlaflosigkeit gegen Morgen. In solchen Fällen sollte man sofort den Arzt aufsuchen.

Außerdem können die Nasenschleimhäute anschwellen, Magen-Darm-Störungen (Durchfall, Übelkeit, Erbrechen), Müdigkeit, Potenzstörungen und Herzrhythmusstörungen auftreten.

Um das Risiko von Nebenwirkungen zu verringern, sollte man Reserpin möglichst niedrig dosieren.

Problemfälle: Hochdruckbehandlung in der Schwangerschaft und im Alter

Wegen der Nebenwirkungen von blutdrucksenkenden Medikamenten sind sich die Mediziner im Allgemeinen über das wie und wann einer Hochdrucktherapie in der Schwangerschaft einig. Zwar sollte ein schwerer Bluthochdruck auf alle Fälle behandelt werden aber nach der „Arzneimittelkommission der Deutschen Ärzteschaft" sollte gerade bei Schwangeren versucht werden, mit einer Allgemeinbehandlung (Schonung und eventuell Bettruhe) eine Blutdrucksenkung zu erreichen. Eine salzarme Ernährung ist jedoch, zumindest nach Empfehlungen der arrivierten Medizin, in der Schwangerschaft nicht sinnvoll.

Nifedipin, Nitrependin, ACE-Hemmer, Diuretika und Reserpin sollten laut Empfehlung der Arzneimittelkommission der Deutschen Ärzteschaft in der Schwangerschaft nicht verwendet werden.

Der Wirkstoff Methyldopa sowie die Beta-Blocker Metoprolol und Atenolol sind relativ sicher für das Kind. Ein Behandlungsbeginn zwischen der 16. und 20. Schwangerschaftswoche sollte jedoch vermieden werden.

Die Eklampsie, eine lebensbedrohliche schwangerschafts-
bedingte Erkrankung mit schweren Muskelkrämpfen, gefolgt
von Bewußtlosigkeit, die sowohl im letzten Schwanger-
schaftsdrittel als auch während der Geburt oder im Wochen-
bett auftreten kann, entsteht oft im Rahmen eines Magne-
siummangels. Sie kann - wie zahlreiche Untersuchungen ergeben haben - durch Magnesiumgaben verhindert oder wesentlich abgeschwächt werden. Selbst wenn die Atemtherapie hilft, diese für Mutter und Kind gefährliche Situation
zu entschärfen, muß diese Erkrankung doch stets unter der
Kontrolle eines Arztes behandelt werden.

Auch bei älteren Menschen gibt es geteilte Meinungen darüber, ob eine medikamentöse Bluthochdrucksenkung bei
über Sechzigjährigen - außer bei schweren Formen - sinnvoll
ist. Bevor Arzneimittel eingenommen werden, sollten auf
alle Fälle die Vor- und Nachteile sorgfältig abgewogen werden. Eine große Studie hat ergeben, daß der Nutzen einer
medikamentösen Therapie von erhöhtem Blutdruck bei Patienten mit einem Alter über 80 Jahren ohnehin fraglich ist.

Anmerkung: Zuviel Kochsalz in unserer Nahrung

Eine kochsalzfreie Ernährung ist ohne Weiteres mög-lich
(Ausnahmen sind Erbrechen, Durchfall, Flüssigkeitsverlust
durch starkes Schwitzen), denn jede Kost enthält Natriumchlorid, wenn auch in wesentlich geringeren Mengen als
Kochsalz heute durch Übersalzung der Speisen (besonders
der Fertigprodukte) zugeführt wird. Vielerorts gleicht der
Besuch in einer Gaststätte einer halben Salzvergiftung!

Bemerkenswert ist, daß bei Fastenpatienten wochenlang erhebliche überschüssige Mengen an Kochsalz ausgeschieden
werden, die nicht selten zehn bis fünfzehn Gramm pro Tag
betragen. Hohe Kochsalzmengen führen zu einer Zunahme
des Flüssigkeitsvolumens im Herz-Kreislaufsystem, belasten
also die Funktion von Herz und Gefäßen und erschweren die
Tätigkeit der Nieren.

Natrium ist der wesentliche Bestandteil des Kochsalzes (Natriumchlorid, chemische Formel NaCl). Seine Hauptaufgabe
besteht - zusammen mit dem Mineralstoff Kalium - in der
Regulierung des Flüssigkeitshaushaltes des Körpers. Ein

Überangebot an Natrium führt zur Bildung von Wassereinlagerungen im Körper (Ödemen) und zu Störungen des Herz- und Kreislaufsystems.

Der tägliche Pro-Kopf-Verbrauch eines Erwachsenen liegt heute bei 10 - 15 Gramm - viel zuviel, wie man weiß. Bei Studenten, die sich regelmäßig durch Mensaessen ernährten, wurden sogar eine tägliche Kochsalzzufuhr von 25 Gramm festgestellt.

Ursache dieser Kochsalzflut ist nicht zuletzt die Tatsache, daß Kochsalz zu oft und in zu großen Mengen zur „Geschmacksverstärkung und -verbesserung" in unserer täglichen Nahrung und dort besonders in Fertiggerichten vorhanden ist, wie die nachfolgende Tabelle beweist.

Kochsalzreiche Nahrungsmittel

Kochsalzgehalt von Nahrungsmitteln pro 100 Gramm :

Nahrungsmittel	Natrium(mg)	Kochsalz (g)
Salami	1.260	3,2
Dosenwürstchen	711	1,8
Schinken, roh	1.400	3,5
„ , gekocht	876	2,2
Matjeshering	2.500	6,4
Fleischbrühe	936	2,4
Schnittkäse	566	1,4
Schmelzkäse	1.260	3,2
Brötchen	554	1,4
Vollkornbrot	440	1,1
Salzgebäck	1.790	4,9
Gemüsekonserven	232	0,6
Gewürzgurken	960	2,4
Mineralwässer	90 - 270	0,2 - 0,7

Kapitel 15

Zustandekommen des Hochdrucks

Eine ganze Reihe von Forschern und Ärzten hat sich mit der Entstehung des Hochdrucks befaßt, und wir wollen nun kurz die verschiedenen physiologischen Vorgänge erörtern auf Grund deren eine Blutdrucksteigerung überhaupt zustande kommen kann.

Eine Blutdrucksteigerung kann entstehen:

- Wenn das Schlagvolumen vergrößert wird, d. h. also die Menge Blutes steigt, welche bei einem Herzschlag an die Peripherie ausgeworfen wird, oder wenn die Schlagfrequenz erhöht ist. Allerdings müßten die Gefäße gleich weit bleiben, wenn durch die Vergrößerung des Minutenvolumens der Blutdruck gesteigert werden sollte. Das geschieht aber nicht, sondern es setzt sofort eine Regulation ein, um diese Steigerung auszugleichen.

- Wenn die elastischen Kräfte der Gefäße abnehmen, und die elastischen Fasern in ihnen, besonders in der Aorta (Hauptschlagader) und der Arteria pulmonalis (Lungenschlagader), degenerieren. Bei stärkerer Sklerosierung der Gefäße kommt es zu einer mäßigen Steigerung des Blutdruckes, doch wird die Verminderung der Dehnbarkeit der Gefäße ausgeglichen durch ihre Erweiterung und Verlängerung; bei stärkerer Arteriosklerose z. B. ist die Aorta sowohl erweitert als auch verlängert.

Ein Mangel an Vitamin C und Kieselsäure bedingt einen frühzeitigen Elastizitätsverlust der Gefäßwände und des Bindegewebes im Allgemeinen. Unter diesen Voraussetzungen kommt es auch häufig zum Entstehen von Krampfadern.

Anmerkung:

● Wenn in der Peripherie der Widerstand, steigt wächst der Blutdruck. Die Kontraktion der kleinsten Gefäße vor den Kapillaren, der sog. Arteriolen ist es, welche die Blutdrucksteigerung nicht nur in der Systole, sondern auch in der Diastole hervorruft.

Magnesium in erster und Kalzium in zweiter Linie wirken entspannend bzw. entkrampfend auf die Gefäßwände und wirken sich somit günstig bei erhöhtem Gefäßwiderstand aus. Deswegen sollte ein Hypertoniker diese Substanzen zu sich nehmen, auch wenn seine Serumwerte keinen Mangel an diesen Vitalstoffen aufweisen.

● Die Leistung der Kapillaren beim Hochdruck darf nicht übersehen werden. Beim roten Hochdruck ist der arterielle Schenkel der Kapillaren stark kontrahiert, der venöse aber auffallend weit, beim malignen Hochdruck sind beide Schenkel spastisch kontrahiert.

Ist also wirklich bei der Entstehung des Hochdruckes, der essentiellen Hypertonie, die Verminderung der Elastizität der Gefäße die Hauptursache, wie Wezler und Bögler behaupten?.

Jahrelang krank - Besserung oder Heilung in Wochenfrist

Auf Grund meiner zahlreichen Beobachtungen kann ich nachweisen, daß die Meinung irrig ist; denn der Elastizitätshochdruck kommt in Wirklichkeit nur bei der Arteriosklerose, und zwar nur dann vor, wenn diese bereits weit fortgeschritten ist. Dann sind eben die elastischen Elemente in den Adern verbraucht. Eine Heilung wäre nur dann möglich, wenn durch irgendwelche Maßnahmen die elastischen Elemente wiederhergestellt oder ersetzt werden könnten. Wir kennen jedoch keine Maßnahmen, die eine Regeneration der elastischen Elemente binnen weniger Tage herbeiführen könnten.

Da es mir aber in Hunderten von Fällen gelungen ist, allein durch die Atemtherapie die essentielle Hypertonie, die jahrelang gedauert hat, in acht bis 14 Tagen nicht nur zu bessern, sondern zu heilen, so kann man diese Heilung nicht auf einen Umbau in den Gefäßwänden gründen.

Es handelt sich eben ganz deutlich um die Beseitigung von Krampfzuständen in den Arteriolen und Präkapillaren. Die Veränderung der Hautfarbe, die parallel geht mit der Entkrampfung bzw. dem Weiterwerden der Retinagefäße, ist ein sicherer Beweis für die Richtigkeit meiner Auffassung. Die sogenannte Retinitis angiospastica (schwere Durchblutungsstörungen der Augen-Netzhaut durch spastische Gefäßkontraktion) sollte zwar nur bei dem malignen Hochdruck vorkommen, doch traf ich häufig bei dem sog. roten oder gutartigen Hochdruck eine sehr bösartige Retinitis angiospastica an, die sich bereits in einer bedeutenden Verschlechterung des Sehvermögens äußerte. Blutungen, Thrombosen und Embolien in der Retina, besonders in der Vena centralis retinae, sind ein häufiger Befund bei der Hypertonie, die durch Atemübungen allein geheilt werden kann. Diese Retinitis ist durchaus nicht, wie der Frankfurter Internist Professor Vollhardt meinte, ein Zeichen des malignen Hochdrucks.

Beseiti-gung von Gefäß-spasmen

Die Verbesserung der Sehschärfe von 1/10 (die Patienten sahen nur mehr allgemeine Umrisse) bis zu einer Sehschärfe von 1/1 (so daß sie selbst kleinsten Zeitungsdruck wieder lesen konnten) ist eine Leistung, die die Atemtherapie immer wieder zustande bringt. Deshalb schlage ich vor, die Retinitis angiospastica, weil sie keine Entzündung ist, auf Retinopathia angiospastica umzutaufen.

Besser und schärfer sehen

Die Hypertonie kommt also nicht durch einen Elastizitätshochdruck, sondern durch einen Widerstandshochdruck zustande, der erzeugt wird durch die krampfhafte Zusammenziehung der Arteriolen (kleinste Arterien) **und Präkapillaren.**

Die krankhafte Zusammenziehung wird gesteuert durch das Konstriktorenzentrum. In dem Augenblick, wo es gelingt, die Steuerung umzuschalten, kann man auch den Blutdruck auf die Norm zurückführen.

Als Beweis für die Richtigkeit der vorgetragenen Lehre lege ich einige Krankengeschichten von Heilungen essentieller Hypertonie vor:

1. Herr I. Str., Beamter, 62 Jahre alt, schwere Erkrankungen:

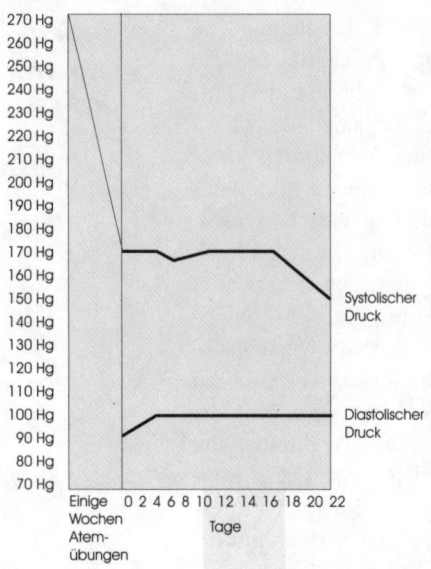

Abb. 13:
Blutdruckkurve
des Herrn I. St.,
62 Jahre

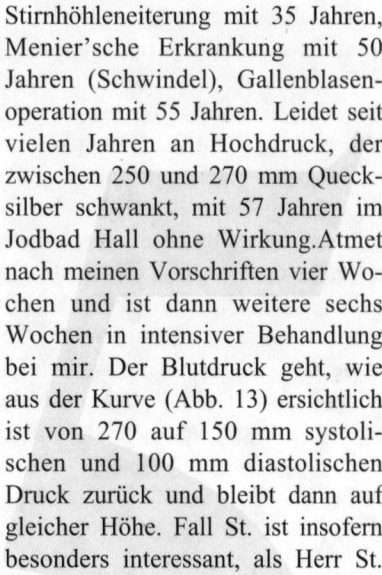

Abb. 14:
Blutdruckkurve
des Herrn A. S.,
74 Jahre

Stirnhöhleneiterung mit 35 Jahren, Menier'sche Erkrankung mit 50 Jahren (Schwindel), Gallenblasenoperation mit 55 Jahren. Leidet seit vielen Jahren an Hochdruck, der zwischen 250 und 270 mm Quecksilber schwankt, mit 57 Jahren im Jodbad Hall ohne Wirkung.Atmet nach meinen Vorschriften vier Wochen und ist dann weitere sechs Wochen in intensiver Behandlung bei mir. Der Blutdruck geht, wie aus der Kurve (Abb. 13) ersichtlich ist von 270 auf 150 mm systolischen und 100 mm diastolischen Druck zurück und bleibt dann auf gleicher Höhe. Fall St. ist insofern besonders interessant, als Herr St. mit 270 mm Quecksilber von anderen Ärzten gemessen, auf Grund der Lektüre meines Büchleins zu Hause Atemübungen machte und, nachdem er jahrelang sämtliche Medikamente der modernen Medizin erfolglos angewendet hatte, im Verlauf von vier Wochen seinen Blutdruck von 270 auf 170 mm Quecksilber gesenkt hatte. Dann kam er zur Behandlung zu mir mit einem nur mehr leicht erhöhten Blutdruck, der allerdings im Verlaufe weniger Wochen noch auf 150 mm erniedrigt werden konnte. Der Patient verlor auch alle subjektiven Beschwerden und fühlte sich gesund und leistungsfähig - und blieb so. Nachprüfung nach einem Jahr: 140/120/80

2. Herr A. S., 74 Jahre alt, viele Jahre Hypertonie. Prostatektomie (operative Prostataentfernung) mit 65 Jahren. Rest-N 31 mg%, Blutzucker 88 mg%, Weltmann

100

7, Hochdruckbeschwerden. Erste Messung 240/230/150 Nach 14 Tagen 170/160/110 **Jugendliche Leistung, wird wieder sexuell potent** (Abb. 14)

3. Frau L. Br., 68 Jahre alt 85 kg schwer. Sehr starke Wechselbeschwerden, Hochdruck. Letzte Messung bei anderen Ärzten 240! Beginnt nach den Anweisungen in meinem Buch zu atmen. 1. Messung 200/180/125. Letzte Messung 165/155/110 Wohlbefinden - Heilung (Abb. 15)

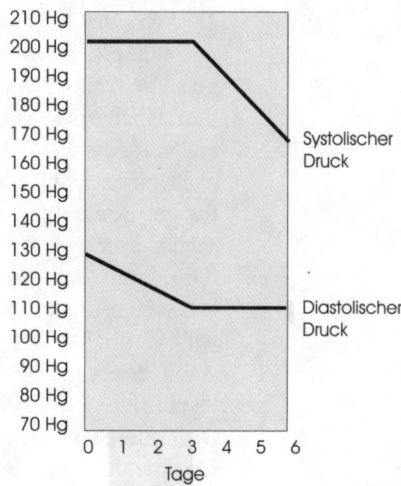

Abb. 15:
Blutdruckkurve
der Frau L. Br.
68 Jahre

5. Frau M. B., 76 Jahre alt. Kommt mit einem Blutdruck von 220/110.
Der Blutdruck sinkt schon am ersten Tag der Heilatmung auf normale Werte und bleibt, wie die Kontrolle eines ganzen Monats beweist, auf diesen Werten. Die nach einem Jahr wiederholten Messungen zeigen Werte von 140/120/80 bei vollständigem Wohlbefinden. Frau B. fühlt sich frisch und leistungsfähig, die **jahrelangen Herzschmerzen sind verschwunden.**

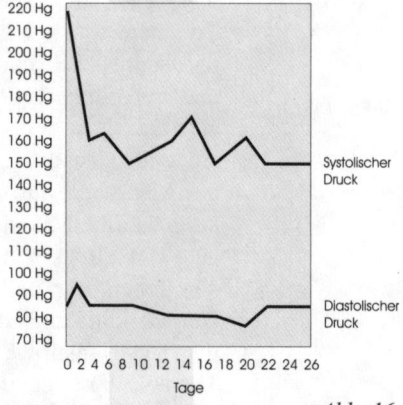

Abb. 16:
Blutdruckkurve
der Frau M. B.
76 Jahre

Wenn wir z. B. die Kurve von Frau B. betrachten (Abb. 16), sehen wir, daß nach wenigen Tagen der Blutdruck durch die Atemübungen schon auf die Norm gesenkt wird. Hier könnte von einem Umbau der Gefäßwände, wenn es sich um einen Elastizitätshochdruck gehandelt hätte, nicht die Rede sein. Denn wäre man auch noch so optimistisch und schätzte die Regenerationsfähigkeit der Gefäßwände viel höher ein, als sie in Wirklichkeit ist, so wäre doch diese Kurve geradezu uner-

Diskussion
der Fälle

101

klärlich. Der Einwand, daß es sich bei Frau B. oder anderen nur um ein momentanes Hinaufschnellen des Blutdruckes gehandelt hätte, geht fehl, weil alle diese Patienten mit ihrem Hochdruck ja jahrelang vergeblich in der Behandlung anderer Ärzte standen. Die Nachuntersuchung der Patienten nach einem Jahr erwies den bleibenden Heilerfolg. Wichtig für die Beurteilung der Leistung meiner Methode ist die Tatsache, daß alle die Kranken, von denen im Buche berichtet wird, ambulant in der Großstadt behandelt und aus ihrer Umgebung nicht herausgeholt wurden, sondern in ihrer Umwelt verblieben. Diese Fälle könnte ich beliebig vermehren.

Auch der sog. rote Hochdruck oder die benigne (gutartige) Hypertonie zeigt sehr oft, wie z. B. bei Herrn S. oder Frau Br., eine Steigerung des diastolischen (unteren) Drucks (des Minimaldrucks), der durch die Atemtherapie ebenfalls zur Norm zurückgeführt wird. Niemals aber sah ich, daß, wie F. Hoff es schildert, ein anfänglich roter Hochdruck in einen malignen Hochdruck umschlug. Diese Meinung Hoffs halte ich für einen Irrtum, denn der maligne Hochdruck kommt unter ganz anderen Voraussetzungen zustande als der Rote. Trotzdem ist die Lehre, daß der rote Hochdruck gutartig und unschädlich sei, durchaus zu verwerfen; denn Schlaganfälle und vorzeitige Todesfälle sind auch bei dieser Erkrankung zu gewärtigen.

Außerdem ist die Leistungsfähigkeit und das Wohlbefinden der Menschen mit dem roten Hochdruck durch die Erkrankung häufig bedeutend vermindert. Der maligne („bösartige") Hochdruck ergreift die Menschen zwischen dem 30. und 45. Lebensjahr und ist meiner Ansicht nach eine primäre Nierenerkrankung, die mit dem roten Hochdruck oder auch mit dem Hochdruck der Blassen nichts zu tun hat. Auch die Therapie beweist die Richtigkeit meiner Lehre: Den Hochdruck der rotgefärbten und auch der blassen Menschen kann man durch die Atemtherapie heilen. Der maligne Hochdruck aber, eine schwerste Erkrankung, entsteht niemals aus dem „gutartigen" Hochdruck und wird durch die Atemtherapie zwar günstig beeinflußt, aber nicht geheilt.

Kapitel 16

Atemtherapie

Die wahre auslösende Ursache für die essentielle Hypertonie habe ich in der Verminderung der Atmung erkannt.

Es ist mir gelungen, durch systematische Atemübungen bei den Kranken nicht nur das am meisten auffallende Symptom, die bedeutende Erhöhung des Blutdrucks, zur Norm zurückzuführen, sondern auch die subjektiven Symptome dieser Erkrankungen, wie das Gefühl der Kurzatmigkeit, Schlaflosigkeit, Reizbarkeit, Druck im Kopf und auf der Brust, Kopfschmerzen, Herzklopfen, Schwindel, Arbeitsunlust, Gedächtnisschwäche zu beseitigen. Die Patienten sind nach 3 bis 6 Wochen der von mir geleiteten Atemkur ohne irgendein anderes Medikament vollkommen gesund geworden und geblieben, wenn sie die Atemübungen weiter fortsetzten.

Jeder Mensch muß täglich genügend essen und trinken um gesund und leistungsfähig zu bleiben. Niemand wird sich darüber beschweren; doch gibt es immer wieder Menschen, die nicht einsehen. daß sie ihre Atemübungen täglich weiter treiben müssen. Nur wer Sport treibt oder täglich singt, braucht keine Atemübungen denn ich habe unter Sängern und Sportlern keine Hypertoniker gefunden.

Singen und Sport schützt vor Bluthochdruck

Es ist natürlich auch kein Zufall, wenn die Frauen, die während der Schwangerschaft und der Geburt einen eklamptischen Anfall bekommen, einige Zeit vor dem Anfall plötzlich tief - sehr oft sind sie schon bewußtlos - zu atmen beginnen, man sagt, sie zeigen große Atmung.

Dies ist ein Regulationsvorgang der Natur. Wie ich im therapeutischen Experiment bei dem Hypertoniker durch die Tiefatmung den Blutdruck zu normalen Werten zurückführe, so versucht anscheinend die Natur bei dem eklamptischen Anfall durch die Vertiefung der Atmung zu helfen. Daß dann

Bedrohlicher Blutdruckanstieg in der Schwangerschaft (Eklampsie)

die Regulation über das Ziel hinausschießt und ab und zu sogar den Krampfanfall mit herbeiführen hilft, ist ein Vorgang, den wir in der Natur immer wieder antreffen.

Kneipp beeinflußt die Atmung

Auch die Eiterung ist ein Heilvorgang, der häufig den Kranken schwer schädigen kann. Ein Großteil der Erfolge der Kaltwasserkuren, des vorsichtigen Sportbetriebes und der Terrainkuren beruht auf der starken Anregung zur beschleunigten und vertieften Atmung. Es ist interessant, daß eine Reihe von hochstehenden Religionen, die ägyptische und brahmanische, die Yogareligion, Mazdaismus (Zarathustra) usw. zur Gesunderhaltung ihrer Anhänger ganz bestimmte Atemübungen vorgeschrieben haben.

Dort, wo der Medizinmann noch Priester und der Priester noch Medizinmann war, konnten den geistreichen Köpfen und guten Beobachtern die Vorteile der Atemübungen für die Gesundheit und Leistungsfähigkeit ihrer Anhänger nicht entgehen.

Allerdings blieben, besonders bei der Yogareligion, Rausch und Selbsthypnose, durch übertriebene Tiefatmung hervorgerufen, der geheime Zweck dieser Übungen.

Tiefenatmung als „neues" Heilmittel

In dem systematischen Tiefatmen aber gebe ich ein neues Heilmittel an, das in seiner Dauerwirkung gerade bei den Blutdruckerkrankungen und den klimakterischen Beschwerden, dem Aderlaß und allen Medikamenten weit überlegen ist. Wenn der Arzt systematisch während mehrerer Wochen täglich dreimal 15 Minuten richtig tief atmen läßt, kann er selbst Hypertoniker mit Werten von 200 mm Hg und darüber auf normale Blutdruckwerte bringen und damit auch alle Beschwerden, die auf Medikamente nicht gewichen sind, beseitigen. Obgleich der Wiener Physiologe Durig sagt, daß jeder Mensch den ihm passenden Blutdruck hat, so ist das doch nur sehr bedingt richtig; denn damit rät er den Menschen, sich um ihren Blutdruck überhaupt nicht zu kümmern.

Der Organismus des Hypertonikers muß, um gewisse Schädigungen auszugleichen, seinen Blutdruck dauernd hoch halten - insofern paßt natürlich der Blutdruck zu ihm. Diese dauernde Hochhaltung des Blutdrucks aber ist eine Überanstrengung, eine übermäßige Belastung der elastischen Elemente in den Gefäßen und veranlaßt ihren vorzeitigen Verbrauch. Wenn daher die schädigenden Ursachen wegfallen, welche die Blutdruckerhöhung hervorrufen, verschwindet dann auch folgerichtig die Blutdruckerhöhung, die ja im Anfang nichts anderes bedeutet, als daß eine organische Regulation dauernd in Anspruch genommen wird. Alle gleichmäßigen Dauerbeanspruchungen sind aber für den Organismus schädlich.

Dauerhafte Hypertonie „verschleißt" die Gefäße

Ich habe diese Untersuchungen an meinen Privatpatienten über 20 Jahre durchgeführt und nur selten einen unheilbaren Fall gesehen. Wiederholt beobachtete ich, daß der hohe Blutdruck bei einem Patienten, dem ich wegen der Gefahr des Hirnschlages einen Aderlaß von 300 bis 400 ccm Blut machte, sich überhaupt nicht senkte, oder höchstens um 10 mm Hg, wogegen das Tiefatmen während 5 bis 7 Minuten in der noch von mir zu beschreibenden Weise auch unmittelbar nach dem Aderlaß eine Blutdrucksenkung von 30 bis 40 mm Hg ergab.

Ein wirkliches Heilmittel richtig eingesetzt

Deshalb kann ich mit gutem Recht darauf hinweisen, daß die Atemübungen keine gleichgültige Sache sind, die jeder Kranke ohne ärztlichen Rat und vorherige Untersuchung schlecht und recht durchfuhren soll; denn es kann durch übertriebenes und falsches Atmen mancher Kranke geschädigt und der Ablauf verschiedener Krankheiten - z. B. Lungen-Tb., Emphysem, eitrige Pleuritis - verschlechtert werden. Ärzte und Kranke sollen wissen, daß es ein Heilmittel der eigentlichen Hypertonie gibt - die Tiefatmung. Aber sie richtig durchzuführen, den Patienten richtig atmen zu lehren, die Dauer und Stärke der täglichen Atemübungen zu bestimmen, die Fehler der Kranken und ihrer Lebensweise aufzudecken, sind wichtige Aufgaben des Arztes, der seine Kranken nicht nur mit einem Rezept abfertigen will. Auf die Dauer ist das regelmäßige Tiefatmen an Heilwirkung dem Aderlaß immer weit überlegen.

Bei einer Reihe von Patienten war mir aufgefallen, daß die Vitalkapazität, d. h. der Fassungsraum der Lunge, gemessen an der tiefsten Ausatmung nach tiefster Einatmung, bedeutend vermindert war. So fand ich fast keinen Hypertoniker, der eine normale Vitalkapazität gehabt hätte. Gerade bei denen, die besonders schwer krank waren, konnte ich feststellen, daß sie das ganze Leben lang eine sitzende Lebensweise geführt, häufig viel Fleisch gegessen, niemals richtig ein- und ausgeatmet und dementsprechend auch kaum Sport getrieben hatten.

So kam z. B. Frau Sch., 170 cm groß, 50 Jahre alt, die seit Jahren in Behandlung beim Internisten war, mit einer Vitalkapazität von etwa 1500 ccm. Die Lungen waren gesund, wie auch das Röntgenbild erwies. Frau K., 58 Jahre alt, etwa 168 cm groß, mit einer Vitalkapazität von 2100 ccm. Frau A. Sch., 60 Jahre alt, etwa 160 cm groß, mit einer Vitalkapazität von 1300 ccm. Diese Tatsache wird noch besonders beleuchtet durch die Verkürzung der Ausatmungszeit.

*Ausreichen-
de Atem-
kapazität
heißt, einen
Ton 20
Sekunden
halten zu
können*
Ein untrainierter gesunder Mensch, der möglichst tief einatmet und dann einen Ton in Sprechlage singt oder summt, ist imstande, diesen Ton etwa 20 Sekunden zu halten. Die Hypertoniker aber, die zu mir in Behandlung kamen, waren häufig nicht imstande, länger als 5 bis 10 Sekunden auszuatmen, ja manche erreichten nicht einmal diese Atmungszeit. Das entspricht nicht nur der Verkleinerung der Vitalkapazität, sondern auch einer Herzschwäche. Die Verkleinerung der Vitalkapazität geht mit einer Herabsetzung der gesamten Leistungsfähigkeit Hand in Hand.

*Sauerstoff-
mangel und
Übersäue-
rung bei
verm-inder-
ter Atmung*
Ein Mensch mit etwa 75 kg, dessen Vitalkapazität unter vier Liter sinkt, ist nicht mehr zu sportlichen Leistungen fähig; sinkt die Vitalkapazität weiter unter drei Liter, so nimmt die körperliche Leistungsfähigkeit so ab, daß der Betroffene bei zwei Litern gerade noch die lebenswichtigen Bewegungen im Zimmer durchführen kann, bei einem Liter aber nur noch unbeweglich im Sessel zu sitzen vermag. Bei einer Vitalkapazität unter 3 Litern herrscht im Körper schon Hypoxä-

mie, d. h., die Zellen im Körper bekommen dauernd zu wenig Sauerstoff.

Nicht nur die Bewegungsmuskulatur, auch das Herz selbst ist dauernd in Sauerstoffnot - daher die Kurzatmigkeit Der Körper versucht durch häufiges Einatmen die Sauerstoffnot zu überwinden. Eine Verlängerung der Ausatmung aber bedeutet eine Verzögerung des Beginnes der nächsten Einatmung. Bei der Hypoxämie d. H. Sauerstoffuntersättigung des Blutes und relative Anhäufung von Kohlensäure wird das Atemzentrum früher gereizt und die Einatmung erzwungen. Das zeigt sich besonders bei der kardialen Dyspnoe, die auf einer latenten Herzinsuffizienz beruht. Die Ausatmungszeit ist eine Funktion der Herzkraft. Ich habe auf Grund dieser Erkenntnis eine Funktionsprüfung der Herzmuskelkraft aufgebaut. Während die Prüfung des Atemstoßes vor allem die Kraft der Ausatmungsmuskeln ermittelt, können wir aus der Länge der Ausatmungszeit einen sicheren Schluß auf die Kraft das Herzmuskels ziehen. Die Länge der Ausatmungszeit ist bei normaler Vitalkapazität ein gutes Maß für die Kraft des Herzmuskels.

Kapitel 17

Vorschriften für Atemübungen

Um nun die Kranken zu lehren, richtig zu atmen, ist es vor allem notwendig, auf eine gründliche Entleerung des Darms zu achten. Der Zwerchfellhochstand, der dadurch zustande kommt, daß gasgeblähte Darmschlingen das Zwerchfell nach oben drängen und an seiner Bewegung nach abwärts hindern, wird am besten beseitigt, wenn man den Darm der Patienten gründlich durch eine Abführkur entleert; im Sommer leistet eine Beerenkur (Erdbeeren, Heidelbeeren, Himbeeren, Stachelbeeren), im Herbst eine Traubenkur (besser vielleicht Melonen, da Trauben zu stark blähen) gute Dienste.

Ich lasse die Kur gewöhnlich drei bis vier Wochen durchführen. Um die abnorme Gasbildung bei den Kranken zu verhindern, habe ich nachher mit gutem Erfolge Pillen und Tabletten vorgeschrieben, die Tierkohle und einige andere Stoffe enthalten und auf diese Weise der Gasbildung entgegenwirken. Erst wenn der Darm gründlich entleert ist, kann man mit den Atemübungen beginnen.

Patienten, die im zweiten und dritten Stadium der Erkrankung sind und gewöhnlich gar nicht richtig atmen können, lasse ich unbekleidet auf einem Diwan niederlegen und die Atemübungen liegend beginnen. Sie müssen durch die Nase langsam einatmen; um richtig einzuatmen müssen sie den Bauch im Liegen. also nach oben und seitwärts, langsam vorwölben. Bei dieser Bauchatmung rückt auch das Zwerchfell herab und die unteren Lungenpartien werden erweitert.

Wenn diese Bewegung nun zu Ende gekommen ist, müssen die Patienten versuchen, den Brustkorb zu heben. Dadurch wird eine zweite Bewegung eingeleitet, die die Entfaltung der oberen Lungenpartie ermöglicht. Durch diese reine Brustatmung, die nicht stoßweise, sondern ganz allmählich

Bauch- und Lungenatmung

geschehen soll, wird eben die volle Entfaltung der Lungen bewirkt. Diese Einatmungsbewegung muß von den Kranken erst allmählich gelernt werden.

Mieder, Korsetts und Gürtel sind der Tod der Bauch-atmung

Besondere Schwierigkeit macht die Bauchatmung. Männer, die Gürtel tragen, Frauen, die Korsetts, Gummimieder oder Gummischlüpfer gebrauchen, haben gewöhnlich die Bauch-atmung vollkommen verlernt und versuchen, beim Tiefatmen allmählich durch Hebung des Brustbeins und der Rippen, unter Umständen auch der Schultern, tief einzuatmen. Wenn die Patienten gelernt haben, richtig einzuatmen, darf ein krampfartiges Zusammenziehen der Schulter- und Halsmus-keln nicht stattfinden.

Bewußtes Atmen - eine Kon-zentrati-onssache

Der Arzt muß darauf achten, daß die Kranken nur an das richtige Atmen denken und auf alle anderen Gedanken ver-zichten. Auch die Pausen zwischen den einzelnen Atemzü-gen müssen bei jedem Kranken vom Arzt gesondert ermittelt werden. Nur dann wird ein voller Erfolg beschieden sein. Der Arzt aber, der alle diese Kleinigkeiten nicht beachtet und jede dieser Einzelheiten nebensächlich abtut, wird keine auffallenden Heilerfolge erleben.
Wer sich als Operateur über die peinlich genauen Vorschrif-ten der Chirurgie hinwegsetzt und die „Kleinigkeiten": Gute Lagerung des Patienten, exakte Blutstillung, Keimfreiheit des Operationsfeldes, sparsamen Gebrauch von Nahtma-terial, zarte Behandlung der Organe, Vermeidung von Ab-kühlung und Austrocknung nicht beachtet, darf seine Mißer-folge nicht der Operationsmethode zur Last legen, auch wenn er noch so schnell schneidet, präpariert und näht.

Das „U" und die Ausatmung

Ganz besonderen Wert lege ich auf die Ausatmung, die durch den Mund geschehen soll, indem der Kranke ein „U" summt oder singt, wodurch die tiefste Ausatmung am besten erreicht wird. In welcher Höhe der Ton zu summen ist und in welcher Lautstärke, soll der Arzt jeweils bestimmen; es ist bei manchen empfindlichen Kranken auch nicht gleichgül-tig. So kannte ich eine Patientin, welche nicht imstande war,

110

in der normalen Sprechlage auszusummen, sondern sofort einen Hustenreiz bekam, der die Ausatmung unterbrach. Dieser Hustenreiz trieb den Blutdruck wieder in die Höhe. Obwohl an den Atmungsorganen keinerlei krankhafte Veränderungen festzustellen waren, konnte sie erst allmählich die Tonlage finden, in der sie das „U" richtig halten und gründlich ausatmen konnte.

Ich lasse nun die Patienten täglich 3- bis 4mal etwa 10 bis 15 Minuten diese Art Übungen durchführen, zuerst liegend, dann sitzend, schließlich stehend, immer in guter Luft, am offenen Fenster oder im Freien. Schon nach den ersten Tagen kann man feststellen, wie die Patienten auf die Atmungstherapie reagieren. Bei der Gruppe Eins und Zwei der Patienten, also dort, wo es sich um eine reine Hypertonie handelt, bei der keine oder nur eine geringe Veränderung der Organe vorhanden ist, sah ich schon nach wenigen Tagen gute Erfolge, dagegen tritt bei den Patienten der 3. Gruppe der Erfolg erst nach längeren Mühen von Arzt und Kranken zutage.

Atemübungen drei- bis viermal 15 Minuten täglich

Bei etwa 10 bis 15% meiner Kranken kommt es unmittelbar im Anschluß an die Tiefatemübungen zu einer geringen Steigerung des Blutdrucks. Der systolische Blutdruck steigt um etwa 10 bis 15 mm Quecksilber. Doch schon nach 2 bis 3 Minuten beginnt ein Absinken, welches längere Zeit anhält. Ich habe das seinerzeit die „perverse Reaktion" genannt, denn die regelmäßig eintretende Blutdrucksenkung bei der Tiefatmung wird verkehrt und überdeckt durch eine Blutdrucksteigerung, die dadurch zustande kommt, daß durch die Atmungsanstrengung neuerdings Säureprodukte des Stoffwechsels, Milchsäure und vor allem Kohlensäure, in den Kreislauf gebracht werden und dort zu einer neuen Steigerung des Blutdrucks führen. Erst wenn diese kleine Steigerung beseitigt ist, kann die eigentliche Wirkung der Tiefatmung, das Absinken des Blutdrucks, in Erscheinung treten.
Es kommt diese besondere Reaktion gewöhnlich bei Leuten vor, die gar nicht gewöhnt sind, tief zu atmen und schon

Die perverse Reaktion

jahrelang aus ihrer flachen Atmung infolge ihrer sitzenden Lebensweise nicht herausgekommen sind. Diese anfängliche Blutdrucksteigerung ist mithin bei ganz untrainierten Patienten zu erwarten. Bei einer Patientin, die ich längere Zeit behandelte, dauerte es über 8 Wochen, bis sie so weit trainiert war, daß die Blutdrucksteigerung im Anschluß an die Atmung nicht mehr auftrat, sondern einer Blutdrucksenkung Platz machte.

Kapitel 18

Durchführung der Atemübungen

1. Liegend: Der Patient liegt mit mäßig erhöhtem Oberkörper im Bett, womöglich auf einer nicht zu sehr nachgebenden Matratze.

Wir beginnen aus einer bequemen Ruhelage mit einer lautlosen, lockeren Ausatmung und lassen den Patienten, um sicherzugehen, beide Hände auf seinen Bauch halten, damit er bei der Ausatmung den Bauch wirbelsäulenwärts drücke.

Wenn die Ausatmung, die ganz locker und ohne Verkrampfung vor sich gehen soll, beendet ist, soll der Patient sogleich mit der Einatmung beginnen, die mit geschlossenem Munde zu erfolgen hat.

Bei dem Bewegungsentwurf der Einatmung soll der Patient die Vorstellung bei sich entwickeln, er habe die Aufgabe, einen Gürtel zu sprengen, der um den Leib in Nabelhöhe gelegt wäre.

Erst wenn die Bauchatmung vollends durchgeführt worden ist, beginnt der Patient mit der Brustatmung. Dabei flacht sich der vorgewölbte Bauch ab, während der Brustkorb gehoben und erweitert wird. Bei dieser Bewegung streckt sich der Körper des Atmenden. Wenn nun der Höhepunkt der Einatmung erreicht ist, soll der Übende sogleich mit der Ausatmung beginnen. Er soll mit einem lauten, tönenden „u" beginnen, wobei der Mund zugespitzt wird. Bekanntlich ist die Ausatmung im Liegen gerade den herzkranken Patienten erschwert, daher muß sie auch im Sitzen gelehrt werden.

2. Sitzend: Der Patient sitzt auf einem bequemen Sessel, legt seine beiden Hände auf den Bauch, drückt den Bauch wirbelsäulenwärts und atmet dabei aus, zieht den Bauch noch kräftig ein, beugt sich dabei nach vorn, so daß der Oberkörper fast die Oberschenkel berührt. Dann richtet sich der Patient langsam wieder auf und atmet gleichzeitig tief durch die Nase ein. Dadurch rückt zuerst der Bauch heraus, und wenn

sich der Körper nun etwa unter einem Winkel von 45 Grad zum Oberschenkel befindet, dann beginnt die Brustatmung; sie wird durchgeführt, bis der Oberkörper lotrecht ist. Dabei dürfen natürlich die Schultern nicht hochgezogen werden, sondern der Patient soll, um die volle Brustatmung im Sitzen zu erreichen, die Schulterblätter herabziehen und versuchen, sich möglichst gerade und aufrecht zu setzen und die Wirbelsäule möglichst zu strecken. Diese Bewegung kann unterstützt werden durch eine Bewegung der Arme, die eine Art Schwimmbewegung in der Luft beschreiben. Diese Bewegung ist nur insofern abgeändert, als man bei dieser Armbewegung die Handflächen nach oben drehen soll. Die Atmung und die Bewegung der Arme und des Oberkörpers sollen so zusammenstimmen, daß in Augenblicken der größten Erweiterung des Brustkorbes auch die Ausatmung erfolgt, die lang auf das „u" gesummt oder gesungen werden soll. Die Höhe des „u"-Tones richtet sich nach der Sprechlage des Übenden.

Nach der Ausatmung soll der Patient eine Pause eintreten lassen, in der er sich bequem legt oder setzt, 1/2 bis 1 1/2 Minute normal atmet, um dem Herzen Zeit zu geben, sich von der Anstrengung der Tiefatmung vollständig zu erholen.

3. Stehend: Schließlich haben wir die dritte Möglichkeit, auch im Stehen und Gehen Tiefatmungen zu machen. Bei der Atmung im Sitzen sind Fehler geradezu ausgeschlossen. Bei den Atemübungen im Stehen ist folgendes zu beachten: Der Patient atmet zuerst im Stehen aus. Er kann zur Unterstützung der Ausatmung auch seine Bauch mit den Händen wirbelsäulenwärts drücken und aktiv einziehen und sich dabei selbst leicht nach vorne neigen.

Bei der Einatmung wird zuerst der Bauch vorgewölbt, wieder unter Vorstellung der Sprengung eines Gürtels, dabei durch die Nase eingeatmet. Dann wird der Brustkorb gehoben, der Rumpf in der Wirbelsäule gestreckt, die Schultern zurückgenommen. Diese Übung kann wieder durch die Schwimmbewegung der Arme unterstützt werden. Die Ausatmung soll mit gespitztem Mund laut auf „u" erfolgen - der Patient braucht dabei nicht zu stehen, er kann auch gehen; wenn er in diesem Falle die Ausatmungszeit durch die Uhr nicht kon-

trollieren kann, so kann er etwa auf eine bestimmte Schritt-
zahl während der **folgenden sieben oder acht Schritte ausatmen und während der nächsten drei oder vier Schritte
einatmen.**

Wenn der Patient in leichtem Schreiten so Ein- und Aus-
atmungsübungen macht, so muß er aber auch zwischen Ein-
und Ausatmungen eine kleine Pause machen: **Zwei Schritte
lang nach der Ausatmung soll er nicht atmen.** Die verlängerte Ausatmung klingt mithin aus mit einer kleinen Atempause. Das Wichtigste ist, daß die Ausatmung laut tönend
auf „u" geschieht. Nicht vergessen sei die Anweisung, nach
der tiefen Ausatmung beim zweiten oder dritten Male eine
Pause in den Atemübungen einzuschalten und während der
Dauer **von 30 bis 40 Schritten normal zu atmen.**

Die Atem-
pausen

Menschen, deren Einatmungsmuskeln schwach sind, können durch Übung sowohl das Zwerchfell als auch die Brust-
muskeln zur Erstarkung bringen, wenn sie nur durch ein
Nasenloch einatmen und das andere Nasenloch mit dem Finger zuhalten. Dadurch wird die Einatmung erschwert; diese
Erschwerung, genau dosiert und beobachtet, kann dazu dienen, die Einatmungsmuskeln zu stärken. Ebenso wird es bei
manchen Menschen gut sein, Übungen der ruckweisen oder
abteiligen Atmung vornehmen zu lassen, um die Ausatmungsmuskeln zu kräftigen. Doch ist das nur in Ausnahmefällen erforderlich.
Patienten, die vor längerer Zeit eine Rippenfellentzündung
durchgemacht haben und bei denen eine mehr oder minder
große Schwarte am Rippenfell die Vertiefung der Einatmung
verhindert, sind auf die kranke Seite zu legen und sollen
dann atmen. Ein Patient, der mit seiner alten Rippenfellentzündung auf der rechten Seite z. B. im Röntgenbild eine
Einschränkung der Lungenatmung zeigt, muß auf die rechte
Seite gelegt werden, weil man auf der Seite, auf der man
liegt, mehr und tiefer atmet als auf der unbelasteten freien
Seite. Auf diese Weise kann man ausgedehnte Verwachsun-
gen des Rippenfells im Brustfell lösen und durch Wochen

Stärkung
der Atem-
muskulatur

und Monate, fortgesetzte Atmungen den normalen gesunden Zustand wiederherstellen.

Wir haben mithin vier verschiedene Haltungen bzw. Stellungen während des Atmens zu unterscheiden und je nach Bedarf anzuwenden: Das Atmen im Liegen, im Sitzen, im Stehen und im Gehen.

Atemübungen bei Herz- und Hirnkrankheiten

Bei Herzkranken wird das Atmen in bequemer Sitzstellung den anderen Stellungen vorzuziehen sein. Die Atmung im Liegen ist gerade den Herz- und Kreislaufkranken deshalb erschwert, weil die Eingeweide im Sitzen oder Stehen von selbst hinuntersinken, während sie im Liegen erst durch das Zwerchfell schoßwärts gedrückt werden müssen. Diese Anstrengung empfindet der Kranke als eine zusätzliche Belastung, der er nicht gewachsen ist und weshalb er dyspnoisch, kurzatmig, wird. Auch das Vorbeugen der Kranken im Sitzen mit recht tiefem Ausatmen muß bei denen, die vielleicht gar vor kurzem einen Schlaganfall erlitten haben oder von einem solchen bedroht sind, eingeschränkt werden. Doch ist die Sorge mancher Ärzte, daß ein leichtes Vorbeugen des Kranken während der Ausatmung einen Schlaganfall fördere oder geradezu herbeiführe, übertrieben, weil ein Gefäßsystem, das derart zerbrechlich ist, jeden Augenblick auch durch jede andere Belastung, wie einen Hustenstoß oder durch Niesen oder beim Aufrichten aus der liegenden Stellung nach dem Schlaf, gesprengt werden kann.

Nicht gleich das Allerletzte fordern

Bei den Atemübungen soll man am Anfang auch nicht gleich das Allerletzte aus jedem Patienten herauszuholen versuchen. Jede Übung, jedes Training kann nur dann zu vollem Erfolg führen, wenn es dem Trainierenden Zeit läßt, das Organ zu stärken und es mit kleinen Reizungen, in unserem Fall mit kleinen Anstrengungen, anhebt. Jeder, der seine Armmuskeln stärken und stählen will, soll mit ganz kleinen Hanteln, ganz geringen Gewichten, anfangen, weil nur diese geringen Reize die richtigen Wachstumsreize abgeben, während die Überbeanspruchung, z. B. durch große Hanteln, ein wirkliches Weiterwachsen verhindert und alle Bestrebungen des langsamen Aufstiegs vereitelt. Da viele Menschen seit

116

ihrer Kindheit nicht mehr tief geatmet haben, ist die Tief-atmung für sie eine große Anstrengung, auch wenn die einzelnen Pausen zwischen den Tiefatmungsübungen lange genug ausgedehnt werden.

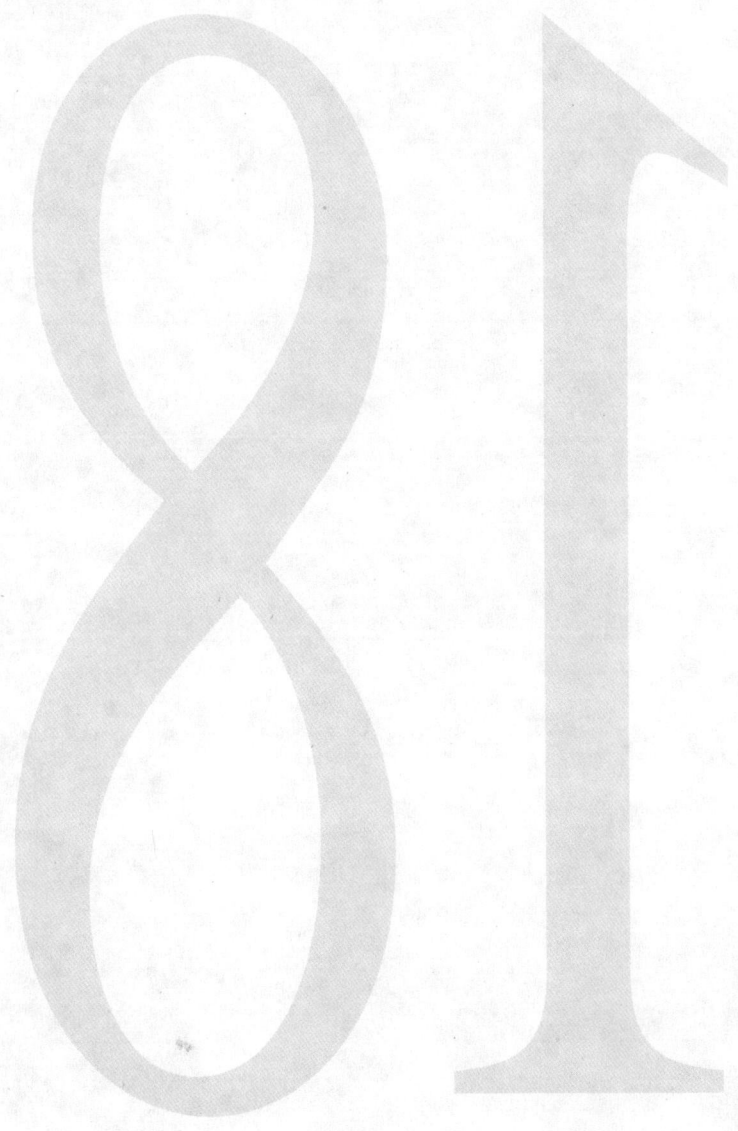

Kapitel 19

Beispiele aus der Praxis

Als erstes Beispiel führe ich eine Patientin, Frau A. H., an, 60 Jahre alt, verheiratet, 2 Kinder, beide Kinder sehr nervös, schon die Eltern der Patientin waren sehr nervös.
Die Patientin ist etwa 160 cm groß, 55 kg schwer, schwarze Haare, blaue Augen, helle Hautfarbe, beginnende Arteriosklerose.
Sie leidet an verschiedenen Krampfzuständen der glatten Muskulatur und seit Jahren auch an einem gesteigerten Blutdruck, der als richtige Blutdruckkrankheit anzusprechen ist.
Die Krämpfe in der glatten Muskulatur zeigen sich als Krampfzustand in der Speiseröhre. Ebenso kommt es auch zu Gefäßkrämpfen und Krämpfen im Akkomodationsapparat des Auges (Einstellung für nah und fern).
Die Frau ist im Gesicht sehr rot mit einem leichten Ton ins Blau und klagt über Zirkulationsstörungen in den Armen und Beinen, über schlechten Schlaf, über Schwindel, Kopfschmerzen und verschiedene Muskelschmerzen. Die Kranke kann überhaupt weder tief ein- noch tief ausatmen. Herz und Lungen sind normal. Die Nierenfunktionsprüfung ergibt vollkommen normale Werte, Eiweiß und Zucker negativ, Stuhl täglich.
Blutdruck 170, 150, 125 - nach 5 Minuten Tiefatmen 165, 135, 125. (Von den im folgenden jeweils angegebenen drei Blutdruckwerten bedeuten, wie bereits erwähnt, zwei den maximalen oder systolischen und einer den minimalen oder diastolischen Blutdruck. R. R. = Riva-Rocci.) Im Vordergrund stand bei ihr eine gewisse Labilität des Blutdrucks.
Nach 14 Tagen Tiefatmen hat die Patientin 140, 125, 115. Ihre Gesichtsfarbe ist jetzt vollkommen normal. Sie ist bedeutend ruhiger geworden. Die Gefäßkrämpfe werden spärlicher. Nach weiteren vier Wochen verschwinden sie, ebenso auch die Muskelzuckungen, an denen sie bisher litt. Wäh-

Beispiel 1:
Hochdruck
und
Krämpfe
der
Muskulatur
behoben,
besseres
Aussehen
und keine
Brille mehr

rend der Augenarzt ihr früher verschiedene Brillen verschrieben hatte, braucht sie nun keine mehr zu tragen. Der systolische Blutdruck schwankt dauernd zwischen 130 und 140, für ihr Alter also an der unteren Grenze des normalen. Das Gesicht erscheint jugendlich. Die Frau wird von Bekannten, die nicht wissen, daß sie in Behandlung ist, wegen ihres guten Aussehens angesprochen.

Beispiel 2: Bluthochdruck, Schlaganfall und Ohrensausen

Wassil, G., 62 Jahre alt, 165 cm groß, dunkelbraune Augen, gelblicher Teint, blaß, schwarzgraue Haare, verheiratet, 2 Kinder, keine Lues, früher stets gesund, 4 1/2 Monate vor meiner Untersuchung Schlaganfall rechts, rechter Fuß und rechte Hand 4 Wochen gelähmt. Ohr-Geräusch rechts, Puls regelmäßig 72 hart, Herzspitzenstoß ein wenig außerhalb der Brustwarzenlinie, Herzdämpfung normal, Lunge normal, im Harn kein Eiweiß und Zucker.

Am 25. 9. Blutdruck 210, 195, 150 mm Hg. Nach 5 Minuten Tiefatmen 180, 170, 145

Am 2. 10.: 185, 170, 130, nach 5 Minuten Tiefatmen 190, 175, 130. Es ist also hier ein leichtes Ansteigen um 5 mm Hg des systolischen Blutdrucks wahrzunehmen. Nach 5 Minuten Pause sinkt der Blutdruck auf 180, 165, 140. Nach einer Stunde bleibt der systolische Blutdruck auf 165.

Am 9. 10.: Die subjektiven Beschwerden, der Druck vor den Augen, Gedächtnisschwäche, Kopfdruck, Ohrgeräusche haben bereits nachgelassen. Der Patient sieht bedeutend besser aus und bekommt normalrote Wangen. Blutdruck 195, 175, 145,

Am 24. 10.: 170, 155, 130, nach 5 Minuten Tiefatmen 170, 155, 130. Der Patient ist also auf einem für sein Alter bereits normalen systolischen Blutdruck angelangt, der durch die Atmung nicht mehr herabgesetzt zu werden braucht. Die subjektiven Beschwerden sind vollkommen verschwunden. Er gibt selber an, daß er weniger reizbar ist, seitdem er die Atemübungen macht, und daß sein Allgemeinzustand bedeutend besser geworden ist.

(Anmerkung Dr. Hoffmann: Der untere Wert ist jedoch immer noch zu hoch und bedarf weiterer Behandlung)

Kapitel 20

Aderlaß

Sehr häufig wurde früher von den Ärzten zur Herabsetzung des Blutdruckes ein Aderlaß angewendet, seltener werden Schröpfköpfe und Blutegel gesetzt. So wichtig der Aderlaß bei einer Reihe von anderen Krankheiten ist - ich bemühe mich seit vielen Jahren, seine Einführung bei der Ärzteschaft wieder durchzusetzen -, so ist gerade der Aderlaß als Heilmittel der Blutdruckkrankheit vollkommen ungeeignet, wenn auch die subjektiven Beschwerden manchmal für 8 bis 14 Tage sich vermindern oder verschwinden.

Ich habe in Hunderten von Fällen den Blutdruck vor und nach dem Aderlaß gemessen und habe bei keinem einzigen Fall eine wirklich bedeutende Herabsetzung des Blutdruckes gesehen. Ich entnahm allerdings bei einem Körpergewicht von 70 kg nicht mehr als 300 bis 500 ccm Blut aus der Vena cubiti in der Ellbogenbeuge. Ja, häufig fand ich unmittelbar nach dem Aderlaß sogar eine kleine, bis 10 mm Quecksilber befragende Blutdruckerhöhung, die bei nervösen Personen wohl durch eine Erregung des Konstriktorenzentrums und eine Kontraktion der kleinsten Gefäße zustande kommt. Auch wiederholte kleinere Aderlässe von 100 bis 200 ccm Blut haben auf die Blutdruckkrankheit keinerlei Einfluß.

Die Patienten fühlen sich zwar geschwächt, aber der Blutdruck ist deshalb nicht geringer geworden und ihr subjektiver Zustand nicht gebessert.

Frau A. V., 38 Jahre alt, 150 cm groß, 86 kg; verheiratet, 2 Kinder, sehr kräftig, schwarze Haare, gelber Teint, normale Gesichtsfarbe. Kommt in August 1927 in meine Behandlung, hatte im Februar Lungenödem (Anm.: Folge einer erheblichen Pumpschwäche des Herzens mit Lungenstörungen und Wasseransammlungen in der Lunge; brodelndes Atemgeräusch: Die Lunge kocht). Klagt über Kopfweh, Hüsteln, Vergeßlichkeit, Leistungsunfähigkeit, Kurzatmigkeit. Lunge

Beispiel 1:
Bluthoch-
druck,
Aderlaß
und Atem-
therapie

und Herz normal. Organe des Unterleibs gesund. Harn: Eiweiß, Zucker negativ.

R.R. 220, 220, 160; 400 ccm Aderlaß. Nach dem Aderlaß wird der Blutdruck: R.R. 220, 210, 160. Darauf ließ ich die Patientin 5 Minuten tiefatmen und der Blutdruck sank auf: R. B. 180, 165, 135.

Immer wieder habe ich beobachten können, daß das Tiefatmen dem Aderlaß auch bezüglich der sofortigen Wirkung überlegen ist.

Drei Wochen Atemübungen, dann: R. R. 170, 160, 135. Nach 5 Minuten Tiefatmen: R. R.: 180, 170, 140 - die vorhin erwähnte perverse Reaktion. Nach weiteren 2 Minuten ruhigen Sitzens sinkt der Blutdruck um 20 mm Hg: R. R. 165, 150, 130. Die Frau gibt nach 5 Wochen von selbst an, daß sie sich viel wohler fühle, bedeutend leichter gehen und steigen könne, und wird mit R. R. 150, 130, 100 geheilt entlassen, wobei ich noch besonders darauf hinweise, daß der pathologische Pulsdruck - Pulsamplitude - von 60 mm Hg auf etwa 20 bis 30 mm Hg, also zur Norm, zurückgeführt wurde. (Anm. Dr. Hoffmann: Der Begriff „geheilt" ist hier vielleicht noch nicht angebracht, da der obere und untere Blutdruckwert ja noch nicht der Norm von 120/80 entspricht)

Allerdings hat die Frau 1/2 Jahr nach ihrer Heilung aus Bequemlichkeit und aus einer falschen Rücksicht auf ihre Mitbewohner, welche sie wegen der Summ- und Singübungen verspotteten, **die Atemübungen wieder aufgegeben**, hat sich wieder bedeutend schlechter gefühlt, kam zu anderen Ärzten, welche ihr nur Jod und Diuretin verordneten, und **starb an Hirnschlag.**

Hochdruck und „blutiger" Schlaganfall

Das bewußte Tiefatmen ist bei diesen Zuständen dem Aderlaß auch in dem Augenblick überlegen, wenn die Patienten über so starke Beschwerden im Kopfe klagen, daß der Arzt früher aus Angst vor einer Hirnblutung sich zum Aderlaß entschloß. Von einer Reihe von Ärzten, die bei der Bekämpfung der Blutdruckkrankheit keinen Erfolg erzielt haben, ist nun die Parole ausgegeben worden, daß der hohe Blutdruck für den Patienten gleichgültig ist. Gewiß kommt es immer wieder vor, daß Patienten mit hohem Blutdruck trotzdem alt werden. Aber eine große Reihe von diesen Kranken fällt einer frühzeitigen Hirnblutung zum Opfer. Im voraus kann man aber niemals sagen, welcher Fall mehr, welcher weniger gefährdet ist.

Deshalb sehe ich auch in meinem Patientenmaterial einen großen Hundertsatz von Personen, welche einseitige Schlaganfälle erlebt haben und vergeblich mit Aderlaß, Jod und Diuretin oder einem modernen Herzhormonpräparat, wie Kalikrein, Lakamol, Padutin behandelt worden sind. Die Atemkur unter meiner Leitung hat nicht nur den Blutdruck immer zur Norm zurückgeführt, sondern zu meinem und der Patienten größtem Erstaunen wurden auch die Lähmungen sehr gut. Und zwar auch dann, wenn diese Lähmungen vorher mit allen möglichen elektrischen Strömen, galvanischen, faradaischen usw. behandelt worden waren.

Eine sehr günstige Wirkung sah ich mitunter gerade bei diesen spastischen Lähmungen der Arme und Beine durch eine gleichzeitige Hochfrequenzbestrahlung (mehr dazu im Buch „Rette Dein Immunsystem", Teil 1,).

Das Tiefatmen ist auf die Dauer weit überlegen.

Ein Beispiel dafür: Frau K. M., Kunstgärtnerin, 55 Jahre alt, verheiratet, 4 Kinder im Alter von 30 bis 22 Jahren, 1,55 cm groß, kräftig, etwa 65 kg schwer, gut genährt, braunes Haar und Augen, weißer Teint. Vor 4 Jahren Menopause, Summen im Kopf, Wallungen, Gelenkschmerzen, leichtes Lungenemphysem, sonstiger Befund an inneren Organen negativ. Mittelschwere Diabetes,

R. R. 190, 180, 110, Aderlaß 400 ccm, darauf R. R. 160, 150, 95.

Nach 14 Tagen R. R. 180 , 175, 90 . Kein Insulin oder sonstige diabetischen Mittel, auch keine Atmungskur.

Nach einem Jahr kommt die Frau wieder in Behandlung. R. R. 190, 170, 100. Nach 5 Minuten Tiefatmen: R. R. 180, 135, 110. Nach 14 Tagen Tiefatmens: R. R. 150, 135, 90.

Der Pulsdruck sinkt von 70 mm Hg auf 45 mm Hg.

Beispiel 2:
Erst
Aderlaß,
dann Tie-
fenatmung

Nun zwei schwere Fälle:

Beispiel 3:
Schwere
arterielle
Hypertonie

Frau S. H., Witwe, 60 Jahre, 152 cm groß, 70 kg schwer, keine Kinder, weiße Haare, dunkelbraune Augen, heller Teint, schiefer Mund, Facialis-(Gesichtsnerv-) Lähmung seit einem halben Jahr, früher nie krank, Arteriosklerose der Hirnarterien, Schwindel, Kopfschmerz, Beklemmungen, Druck auf der Herzgegend, Schlaflosigkeit. Herzdämpfung nach links um 2 Querfinger verbreitert. Herztöne leise, dumpf, regelmäßig, Spitzenstoß 2 Querfinger außerhalb der Mamillarlinie im 5. Zwischenrippenraum, Puls 70, Arterie gut gefüllt, hart, geschlängelt. Sowohl bei der Anspannung als auch bei der Herzerweiterung Geräusche an der linken Vorhofklappe.

1. 2.: R. R. 260, 250, 150, da Gefahr im Verzuge, sofortiger Aderlaß von 400 ccm Blut - 110 mm Hg Pulsdruck!

7. 2.: R. R. 210, 195, 125; in dieser Zeit Jod, Telatuten, Diathermie.

9. 2.: R. R. 195, 175, 100; 21 Tage Abführkur, Rohkost, Telatuten, Herzdiathermie.

19. 3.: R. R. 210, 190, 110. Abführkur, Rohkost, Telatuten, Diathermie; verliert am Nachmittag auf eine halbe Stunde die Sprache.

21. 3.: R. R. 190, 170, 105, nach einem Aderlaß von 300 ccm: R. R. 210, 190, 120, also die erwähnte Steigerung des Blutdrucks.

Von nun an dreimal täglich regelmäßig Tiefatmen.

1. 4.: R. R. 160, 145, 105, nach 10 Minuten angestrengten Tiefatmens: R. R. 180, 160, 110. Perverse Reaktion.

16. 6.: R. R. 160, 150, 105, begibt sich aufs Land zur Erholung. Subjektiv: Vollkommenes Wohlbefinden, guter, ruhiger Schlaf, frei von Kopfschmerzen und Schwindel, Lähmung verschwunden. Der maximale Blutdruck ist um 100 mm Hg, der minimale um 50 mm Hg abgesunken, d. h., der Pulsdruck sank im Laufe der Kur von 110 auf 55 mm Hg.

Herr R. C., 65 Jahre, verheiratet, 4 gesunde Kinder, Beamter, 165 cm groß, gut genährt, schlaffe Muskeln, 80 kg, dunkelbraune Augen, Teint gelbbraun, blaß, Haar grau. Vorher stets gesund. Kann nicht schlafen. Dauernde innere Erregung, Präkordialangst, Herz nach links um 2 Querfinger verbreitert, Spitzenstoß hebend, 2 Querfinger außerhalb der Mamillarlinie im 5. Zwischenrippenraum. Herztöne dumpf, regelmäßig, Puls 70, Arterien gut gefüllt, hart, geschlängelt. Systolisches Geräusch an der Mitralis, Harn klar, Eiweiß, Zucker negativ. 5. 2.: R. R. 220, 200, 100, systematisches Tiefatmen, Pulsdruck 120 mm Hg.

19. 3.: R. R. 180, 160, 70, nach 5 Minuten Tiefatmens: R. R. 170, 150, 60.

24. 3.: R. R. 165, 145, 75, nach 5 Minuten Tiefatmens: R. R. 160, 140, 70. Klinisch geheilt entlassen, keine Beschwerden, schläft gut, ruhig, steigt Stiegen ohne Beschwerden, macht wieder größere Spaziergänge. Nach einem Jahr bei regelmäßig fortgesetzten Atemübungen vollkommenes Wohlbefinden.

Beispiel 4: Blutdruck und Herzerweiterung

Nun 2 Fälle der 3. Gruppe

Karoline K., Gattin des Obermedizinalates Dr. K., ca. 155 cm groß, 72 Jahre alt, leidet seit Jahren an Atembeschwerden, Rheumatismus und Arthritis chronica, Vergeßlichkeit, Kopfweh; Herz in normalen Grenzen, Puls 60, Gesicht sehr rot.

Blutdruck am 6. 5.: 230, 200, 130, nimmt Jod, Aderlaß, vegetarische Kost.

28. 5.: Kopfweh nachgelassen, sehr starkes Nasenbluten: R. R. 230 200 130.

28. 6. - nach sehr starkem Nasenbluten. R. R. 230, 200, 130.

28. 7.: nach neuerlich starkem Nasenbluten: R. R. 230, 205, 130.

2.12.: 240, 230, 130.

12. 12.: seit einer Woche starkes Nasenbluten.

Nach einem Jahr: Befund unverändert.

12. 10. nach 2 Jahren: R. R. 210, 190, 105, nach 5 Minuten Tiefatmens: 160, 150, 105, von nun an systematisches Tiefatmen.

Beispiel 5: Starkes Nasenbluten, Gesichtsrötung und starker Blutdruck

22.10.:200, 180, 110, nach 5 Minuten Tiefatmens. 150, 140, 95, zum ersten Mal wieder normale Werte.

21. 1. nach 3 Jahren: R. R. 210, 190, 110, nach 5 Minuten Tiefatmens: 170, 145, 100.

15. 11.: starke Aufregung, R. R. 210, 180, 110, nach 5 Minuten Tiefatmens: 160, 145, 110.

Nach 4 Jahren: Wohlbefinden, blasser im Gesicht, die übertriebene Röte ist verschwunden.

7. 5. nach 5 Jahren - R. R. 170, 145, 110.

13. 8.: 165, 140, 100, ausgezeichnetes Wohlbefinden, steigt die drei Treppen zum Arzt ohne Atemnot; Kopf frei, Gedächtnis wieder gut.

Aus den vorliegenden Krankengeschichten geht hervor, daß Einwände verschiedener Ärzte, die meine Befunde nachprüften und ihre Patienten nur durch 4 bis 6 Wochen, und zwar nicht nach meinen Grundsätzen tiefatmen ließen, hinfällig sind. Auch die Zeit ihrer Beobachtung ist viel zu kurz.

Beispiel 6: Bewegungseinschränkung und Hinfälligkeit nach Schlaganfall - wunderbare Besserung

Nun ein letztes Beispiel der Gruppe 3: Josefa Sch., 70 Jahre, dunkelrot im Gesicht, sehr reizbar, vor 2 Jahren Schlaganfall, sehr schwach und hinfällig, kann sich kaum bewegen, sehr vergeßlich, benommen, Kreuzschmerzen, Herzdämpfung nach li um 1 Querfinger verbreitert, Spitzenstoß um 1 Querfinger außerhalb der Mamillarlinie, Herztöne leise, Atmen vollkommen verlernt, ganz kurze, nervöse, schnappende Atembewegungen. Harn: Eiweiß, Zucker negativ.

2. 2.: R. R. 210, 190, 110, nach 5 Minuten Tiefatmens: 160, 150, 90. Beginn der systematischen Atemübungen, schon nach einer Woche ganz verändert. Kopf frei, fühlt sich wohl.

21. 3.: 170, 135, 90, ausgezeichnetes Wohlbefinden. Gesicht blasser. geht sogar allein über die Treppe, was sie früher nicht konnte, und kommt zu Fuß in die Ordination zu mir.

31. 5. 170, 155, 90, fühlt sich schlechter, hat wieder Kopfweh, Schwindel.

8. 6.: 155, 140, 85, nach Aderlaß von 300 ccm 170, 155, 80. Jedenfalls hatte sich damals ein Schlaganfall vorbereitet, der wahrscheinlich durch den Aderlaß und das Tiefatmen abgewehrt wurde.

15. 4.: 220, 185, 100, nach 5 Minuten Tiefatmens: 190, 165, 90.

2. 5.: 160, 150, 70.

20. 5.: 170, 150, 80.

5. 7.: 220, 190, 120, hat eine kleine Reise gemacht und dabei die Atemübungen vernachlässigt.

Nach 3 Jahren: Die Frau, die vor 3 Jahren kaum gehen konnte, kommt ganz allein in die Ordination und hatte am 13. 6. einen Blutdruck von 180, 150, 100, also annähernd normale Werte, im Gesicht blaß mit mäßig roten Wangen. Kurz berichtet sei über einen typischen Fall:

Frau Dorothea B., 61 Jahre alt, deren Gesicht sehr blaß ist und die mit einem Blutdruck von 270 zu mir kam. Sie wäre also, wenn man der falschen Einteilung in blasse und rote Hochdruckpatienten folgen wollte, unter die Kranken mit blassem, malignem Hochdruck zu rechnen. Sie hat jahrelang, da sie arge Beschwerden hatte und an einer Herz- und Niereninsuffizienz litt, alle Medikamente erfolglos gebraucht. Unter der Atemtherapie sank der systolische Blutdruck allmählich ab; nach der 4. Woche kam die Patientin auf 170, in der 7. Woche auf 150 und blieb dann zwischen 150 und 160, ihrem Alter vollkommen entsprechend.

Hier liegt also eine Behandlung von über zwei Monaten vor, und man sieht aus der Blutdruckkurve, wie der Blutdruck sich ganz allmählich dem normalen nähert, wobei auch Herz und Nieren langsam wieder gesund werden. Das Herz wird wieder leistungsfähig, die Niere, welche insuffizient gearbeitet hatte, scheidet Wasser und Salze wieder besser aus, so daß nicht nur die essentielle Hypertonie heilt, sondern auch andere, mitbeteiligte Organe in ihrer Vitalität und Leistungsfähigkeit bedeutend zunehmen, ein Erfolg, der immer wieder zu beobachten ist (Abb. 17).

Beispiel 7: Bluthochdruck, Herz- und Nierenfunktionsschwäche und eine auffallende Besserung

Selbst die schwere Form der Hypertonie, der blasse Hochdruck, wird durch die Tiefatmung oft der Heilung zugeführt. So sah ich eine Frau K., Lehrerin, die mit 40 Jahren wegen eines Myoms operiert worden war, und der bei dieser Gelegenheit beide Eierstöcke entfernt worden sind. Sie steht erst im 56. Lebensjahr und leidet seit der Operation an hohem Blutdruck. Sie ist ungefähr 150 cm groß, 65 kg schwer, sehr

127

Beispiel 8:
Bluthoch-
druck und
Sehstörun-
gen:
Wandeln
im Nebel

kräftig und im Gesicht auffallend blaß. Vor zwei Jahren erlitt sie zuerst im rechten. dann im linken Auge eine **Netzhautblutung**. Die behandelnden Ärzte erkennen die fortschreitende arteriosklerotische Veränderung des Augenhintergrundes, die sich in einer **Abnahme des Sehvermögens** der Patientin äußerte, und zwar so, daß sie dauernd wie in einem Nebel wandelte, wie sie sich ausdrückte, und **nicht mehr lesen** konnte. Sie wurde deshalb pensioniert.

In den letzten Jahren unternahm sie alle möglichen Kuren und nahm so ziemlich sämtliche Medikamente ein, die gegen diese Krankheit empfohlen worden sind. Die Krankheit schritt weiter fort. Nach 5 Wochen meiner Behandlung durch Tiefatmung bekam die Patientin nicht nur einen normalen Blutdruck, ihrem Alter entsprechend etwa 150 mm Quecksilber, sondern auch rote Wangen, und der behandelnde Augenarzt stellte fest, daß eine erstaunliche Besserung der Augen eingetreten sei, die sich objektiv darin ausdrückt, daß die Patientin mit Brille **sogar den kleinsten Druck wieder lesen kann**, d. h. also eine normale Sehschärfe wiedergewonnen hat. Bei dieser Frau, die über 10 Jahre an Blutdruckerhöhung litt, und zwar am sog. blassen, gelang es also durch meine Behandlung, eine auffallende Besserung - praktisch Heilung - herbeizuführen, nachdem alle anderen Methoden versagt hatten.

Es ist nun sehr wichtig, daß nicht nur die subjektiven Beschwerden verschwinden, sondern daß auch nebst dem Blutdruck, der allmählich zur Norm zurückkehrt, eine Reihe von anderen objektiven Erscheinungen zu beobachten ist. So ist es wohl kein Zufall, daß Kranke, die nur sehr schwer gehen konnten und nicht mehr Treppen zu steigen vermochten, nach meiner Atmungskur ohne irgendwelche sonstigen Medikamente zum Arzt 3 Treppen hoch steigen oder selber angeben, daß sie wieder Berge besteigen können und sich körperlich nicht nur leistungsfähiger fühlen, sondern auch tatsächlich leistungsfähiger sind.

Man erlebt es immer wieder: Trotz aller möglichen Heilmittel physiologischer und chemischer Art, welche entweder von mir oder von anderen Ärzten verordnet worden sind, verändert sich das Befinden des Patienten nicht, erst nach einer systematischen, gründlichen Atemkur geht der Blutdruck um 50 bis 100 mm Hg herunter und bleibt dann mit einigen Schwankungen auf der normalen Höhe. Wenn die Patienten mit dem Tiefatmen aufhören (z. B. weil die Mitbewohner über das U-Singen lachen, oder weil es dem Patienten selbst zu langweilig wird), treten alle Beschwerden wieder auf: Kurzatmigkeit, Schlaflosigkeit, Reizbarkeit, Kopfschmerzen und Schwindel, um einige der wichtigsten Symptome zu wiederholen.

Die Ärzte, die sich nicht die Mühe geben, den Patienten die Zuversicht und den Willen zur Gesundung zu übertragen, werden bei der 2. und 3. Gruppe dieser Kranken schon nach 14 Tagen erlahmen und die Flinte ins Korn werfen. Ganz zu Unrecht, denn sehr häufig stellen sich wirkliche Dauererfolge erst nach 2 bis 3 Monaten des Tiefatmens ein. Der Blutdruck, der in den ersten 4 bis 6 Wochen immer wieder zur alten Höhe zurückkehrt, geht dann langsam herunter. Die subjektiven Beschwerden sind gewöhnlich schon verschwunden, das Allgemeinbefinden ist besser geworden, und Kraft und Leistungsfähigkeit der Patienten sind zurückgekehrt.

In schweren Fällen dauert es zwei bis drei Monate bis zum Erfolg

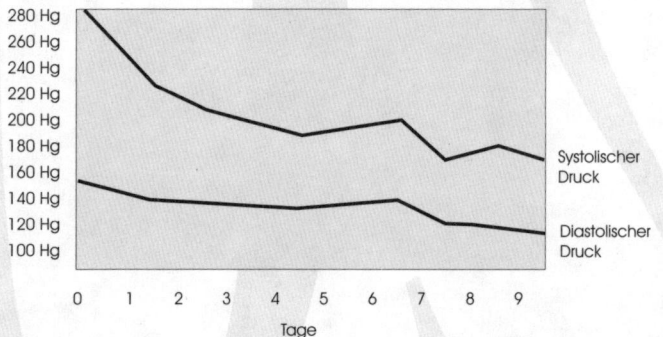

Abb. 17: Blutdruckkurve der Frau Dorothea B., 61 Jahre, Gesicht sehr blaß! Essentielle Hypertonie, medikamentös erfolglos. Nach 2 Monaten Atemkur: Herz- und Niereninsuffiziens behoben.

129

Kapitel 21

Herzerweiterung der Hypertoniker

Dies findet seinen Ausdruck in einer Tatsache, die ich erst später entdeckt habe: Das erweiterte Herz des Hypertonikers wird durch die Atemübungen kleiner. Ich habe in einer ganzen Reihe von Fällen gesehen, daß das dilatierte Herz des Hypertonikers, vor allem der rechte Vorhof und der rechte Ventrikel, die übermäßig ausgedehnt waren, allmählich wieder zur normalen Form und Größe zurückkehrten.

Der Transversaldurchmesser des Herzens verringert sich, neben dieser Verkleinerung des rechten Herzens erfolgt auch eine allmähliche Verkleinerung des linken Herzens, so daß ich die Regel aufstellen kann: Durch die Atemübungen kehrt das dilatierte, d. h. erweiterte und schlaffe Herz des Hypertonikers zur normalen Größe und Form zurück, und zwar je nach der Regenerationskraft und Regulationsfähigkeit des betreffenden Menschen in größerem oder geringerem Ausmaß. So ist auch die von mir zuerst beschriebene Abnahme des Pulsdruckes, d. h. des Unterschiedes zwischen systolischem und diastolischem Blutdruck, durch die Atmung ein Ausdruck der zunehmenden Herzkraft. **Ebenso ist die Vermehrung der Ausatmungszeit von 10 bis auf dreißig bis 40 Sekunden** ein objektives Zeichen nicht nur der Zunahme der Vitalkapazität der Lunge, sondern vor allem der Vergrößerung der Herzkraft.

Nun ist mir nebst diesen Beobachtungen der Herzleistung auch der **Nachweis der Herzverkleinerung im Röntgenbild** gelungen. Immer wieder beobachtete ich bei den Hypertonikern, die mit Herzveränderungen, vor allem mit Herzdilatationen kamen, nicht nur die Zunahme der Herzkraft, sondern auch die Verkleinerung des rechten und dann des linken Herzens. Wenn die systematischen Atemübungen aber nur bei den echten Hypertonikern wirkten, wäre ihr Wirkungskreis doch einigermaßen beschränkt; denn gewöhnlich läuft ja die Erkrankung bei vielen Patienten folgendermaßen ab:

Der Patient leidet jahrelang, meist ohne es zu wissen, an einer Erhöhung des Blutdrucks. Herz- und Gefäßveränderungen stellen sich langsam ein, ebenso wie eine Reihe von Beschwerden körperlicher oder seelischer Art z. B. Kurzatmigkeit, Schwindel, Gedächtnisschwäche oder Absinken der Leistungsfähigkeit im Berufe, die den Patienten früher oder später veranlassen, den Arzt aufzusuchen.

Sehr erfreulich ist es, daß das systematische Tiefatmen auch dann wirkt, wenn bereits Veränderungen an den Organen da sind, also Gefäße, Herz und Nieren nicht mehr gesund sind. Ich habe bei einer Reihe von Patienten, die mit schweren Schädigungen und Veränderungen der gesamten Organe zu mir gekommen sind, dennoch durch die systematischen Atemübungen zum Teil verblüffende Erfolge erzielt.

Kapitel 22

Hypotonie
(Unterdruckkrankheit)

Neben der Hypertonie gibt es eine Erkrankung, die Hypotonie, die etwa das Gegenteil der ersteren darstellt. Was bei der Hypertonie zuviel ist, ist bei der Hypotonie zu wenig.

Die Hypotoniker sind Menschen mit einem zu niedrigen Blutdruck, gewöhnlich mit schwachen, auffallend kleinen Herzen, mit einem Transversaldurchmesser der Herzen von 10 bis 11 cm, je nach Größe der Individuen. Es ist bekannt, daß solche Menschen durch Schwäche und Labilität gekennzeichnet sind, daß sie sehr rasch ermüden, leistungsunfähig und selbst den Forderungen des normalen Lebens nicht gewachsen sind, geschweige denn unter erschwerten Bedingungen Reservekräfte zur Verfügung haben. Eine ganz besondere Schwierigkeit bieten daher dem Arzt die Probleme, welche die Hypotonie aufrollt. Wir unterscheiden praktisch drei Gruppen:

1. **Konstitutionelle Hypotoniker.** Diese Menschen besitzen von Natur aus einen niederen Blutdruck. Viele haben keinerlei Beschwerden und wissen von ihrem niedrigen Blutdruck überhaupt nichts; er wird als Nebenbefund einmal erhoben. Doch ist der andere Teil der konstitutionellen Hypotoniker wohl gekennzeichnet; sie sind zart, blaß, lymphatisch, muskelschwach, mit einem zu kleinen leistungsschwachen Herzen, einer relativ engen Aorta, einer weiten Pulmonalis (Lungenschlagader), und sind leicht ermüdbar.

2. **Hypotoniker, deren niedriger Blutdruck durch eine bestehende oder abgeklungene Infektionskrankheit verursacht ist.** Meistens handelt es sich um eine Schädigung des Vasomotoren-Zentrums durch die Toxine (Gifte) der Infektionserreger, z. B. des Typhus, des Fleckfiebers, der Diphtherie, der Ruhr. Aber auch chronisch verlaufende Infekte wie Tuberkulose, Osteo-

myelitis und leichte Formen der Sepsis schädigen ebenso das Vasomotorenzentrum und damit die Tonusbildung.

3.**Hypotoniker auf Grund einer endokrinen Störung** (verminderte Arbeit der Nebenniere, der Schilddrüse, der Hypophyse).

Es ist klar, daß man die Gruppe 2 nur dann mit Erfolg behandeln kann, wenn man die Infektionen aufdeckt und ausheilt. Dann biete für alle drei Typen die Heilatmung die wertvolle Möglichkeit, das Herz zu kräftigen und auch größer und leistungsfähiger zu machen.

Dies geht nun natürlich nicht durch die Verlängerung der Ausatmung allein, sondern im Gegenteil durch die Verlängerung der Einatmung. Nicht nur Verlängerung und Vertiefung der Einatmung vergrößert und stärkt das Herz der Hypotoniker, sondern auch vorsichtiges Stillhalten auf dem Höhepunkt der Einatmung, im Anfang ein bis zwei, später drei bis vier Sekunden, gibt vortreffliche Resultate: So gelingt es, die zu kleinen Herzen zu kräftigen und zu vergrößern. Ich habe Vergrößerungen des Transversaldurchmessers von 0,5 bis 1 cm erzielt und gleichzeitig Leistungssteigerungen dieser Herzen festgestellt, so daß ich ein weiteres neues Feld für die Heilatmung damit eröffnet sehe.

Kapitel 23

Heilung von Herzkrankheiten

Gerade auf dem Gebiet der Herzkrankheiten aber ist es mir nun in den letzten Jahren gelungen, einen neuen Wirkungskreis für die Atemtherapie zu erschließen, auf den ich mit ganz besonderer Eindringlichkeit hinweisen möchte. Nicht nur bei Hypertonikern kommt häufig das große, schlaffe, dilatierte Vagusherz vor, das dem Patienten auch eine Reihe von subjektiven Beschwerden verursacht.

Das Herzklopfen, die Kurzatmigkeit, Schwächegefühl, verminderte Leistungsfähigkeit, schnelle Ermüdbarkeit sind Zeichen, daß ein solches Herz in seiner Anpassungsfähigkeit bedeutend vermindert ist. Aber auch bei allen Herzkrankheiten, die mit Veränderungen der Herzmuskulatur (Myokard) einhergehen, wie bei der Myokarditis (Herzmuskelentzündung) und bei der Myodegeneration (Abbau oder Verfall des Herzmuskelgewebes) , ferner bei Fällen, die auf sog. Klappenfehlern beruhen, schließlich bei allen Erkrankungen, die auf schlechte, minderwertige Zirkulation im Herzmuskel zurückgehen. Alle diese Herzen werden gewöhnlich mit einer Reihe von Medikamenten behandelt, die natürlich nur so lange wirksam sind, als sie eben gegeben werden. Man muß sie auch so lange geben, bis man das dekompensierte Herz wieder normalisiert hat. Im Zustand der Dekompensation von Herz und Kreislauf kann man mit Atemübungen nicht beginnen. Den richtigen Zeitpunkt des Beginnes der Atemtherapie anzugeben, ist Sache des Arztes. Auch die Heilatmung ist kein Allheilmittel. Es gilt von ihr dasselbe, was Goethe vom Stein der Weisen sagte: "Wenn sie den Stein der Weisen hätten, der Weise mangelte dem Stein."

In der von mir gelehrten Atmungstherapie haben wir nicht nur ein Mittel in der Hand, diese Herzen zu verkleinern, sondern sie auch wieder leistungsfähig zu machen. Während wir, von einer mechanistischen Auffassung verführt, gelernt haben, daß ein wirklich dilatiertes Herz nie mehr zur normalen Größe zurückkehren kann, ist es mir in einer großen Anzahl von Fällen gelungen, durch sorgfältige Röntgenfernaufnahmen der Herzen nachzuweisen, daß mit Hilfe der systematischen Atemübungen die dilatierten Herzen beträchtlich verkleinert werden können. Die Verkleinerung hängt natürlich von der Reparationsfähigkeit und Regenerationskraft der Muskulatur ab. Diese kann man im voraus nicht genau bestimmen, erst im Verlauf der Kur wird es offenbar, um wieviel ein solches dilatiertes Herz verkleinert werden kann. Es sind Verkleinerungen im Transversaldurchmesser von wenigen mm bis zu 4,5 cm von mir beobachtet worden.

Messung der Herzgröße

Die Untersuchung spielt sich folgendermaßen ab: Bei dem Patienten wird zu Beginn der Kur eine Herzfernaufnahme hergestellt und das Herzbild auf der Platte oder dem Film genau ausgemessen. Am Schluß der Kur fertige ich eine zweite Fernaufnahme an, welche zur selben Tageszeit und genau unter den gleichen Verhältnissen hergestellt wird. Mit ganz besonderer Sorgfalt wird der Patient angewiesen, in genau der gleichen Stellung und in der gleichen kurzen Einatmungstiefe vor dem Apparat die Aufnahme durchführen zu lassen. Es gelingt fast immer, die gleiche Atmungsstellung zu erreichen, was man aus der Lage der Rippen und aus der Stellung des Zwerchfells ja mit aller Deutlichkeit an den Bildern sehen kann. Allerdings ist die Lage des Herzens auf dem Zwerchfell nach der Atemkur meistens eine andere, es liegt gewöhnlich nicht mehr schlaff auf, sondern man sieht deutlich an der Kontur die Tonisierung des Herzens. In den letzten 10 Jahren habe ich zur Erhöhung der Genauigkeit immer kymograpische Röntgenbilder (Bewegungsaufnahmen) aufnehmen lassen, von denen man Größenänderungen des Herzens mit ganz besonderer Genauigkeit abmessen kann.

Kleineres = leistungsfähigeres Herz

In keinem der modernen Bücher über Herztherapie habe ich auch nur eine Andeutung über therapeutische Einwirkung der Atmung auf das Herz finden können. Um so mehr möch-

136

te ich die Ärzte auf diese wichtige Neuerung hinweisen. Diese Verkleinerung des Herzens, die ich gleichzeitig auch durch Bilder belege, ist meines Erachtens ein wichtiger Fortschritt auf dem Gebiete der Herztherapie; denn es handelt sich nicht nur um ein Kleinerwerden, sondern auch um eine bedeutende Leistungssteigerung auf Grund einer echten Zunahme des Tonus des Herzmuskels. Die Ausatmungszeit (A.Z.), die zum Teil eine Funktion der Herzkraft ist, wird bei allen Patienten im Laufe von einigen Wochen bedeutend verlängert. Die Patienten, welche mit einer Ausatmungszeit von 5 bis 10 Sekunden kommen, manchmal sogar nur 1 bis 2 Sekunden ausatmen können, lernen nicht nur richtig ausatmen, sondern sie gewinnen auch die Fähigkeit, bedeutend länger, bis zu 30 und 40 Sekunden, auszuatmen. Diese Steigerung der Atmungszeit geht mit einer echten Tonisierung des Herzmuskels einher.

Patienten, die über Kopfdruck und Schwindel klagten und nicht mehr gehen konnten, sondern alle 10 Schritte stehen bleiben mußten, um Atem zu schöpfen, berichten von selber, nicht etwa durch Suggestivfragen beeinflußt, daß sie sich ganz verändert fühlen, daß sie wieder gehen können, daß sie leistungsfähiger sind, daß sie Lust zum Spazierengehen und Wandern bekommen, kurzum, daß sie sich wieder im Besitze ihrer Kräfte fühlen. Das Gefühl der Kraft aber hängt in Wirklichkeit von der Gesundheit und Leistungsfähigkeit des Herzens ab. Gleichzeitig mit der Verkleinerung und Leistungssteigerung des Herzens erhöht sich das subjektive Wohlbefinden.

Kapitel 24

Verbesserung der Nierenleistung

Da ich bei allen Herz- und Kreislaufpatienten mich um den Leistungsstand der Niere und des Wasserhaushaltes genau kümmere, lasse ich jeden Patienten zu Beginn und am Ende der Atemkur eine Nierenfunktionsprüfung durchführen: Harnmenge, Verdünnung, Konzentration, Farbstoffausscheidung. Da die Leber des Menschen eine Art Vorniere ist und jede Flüssigkeit im Körper zuerst durch die Leber und dann erst durch die Niere durchtreten muß, ist es wichtig, sich über die Leistung beider Organe zu unterrichten.

Zu meiner großen Überraschung gelang es, ohne Medikamente die Leistung der Niere weitgehend zu verbessern. Patienten, welche im Anfang der Atemkur nicht mehr als 300 oder 400 ccm Flüssigkeit im Verlaufe von vier Stunden bei einer Belastung mit 1,5 Litern Tee ausscheiden konnten, waren imstande, am Ende der Kur mehr als das Doppelte, manches Mal das dreifache der früheren Harnmenge innerhalb der vier Untersuchungsstunden auszuscheiden, gleichzeitig aber auch die Verdünnungsgrenze herabzusetzen und die Konzentration zu bessern.

Bessere Atmung =höhere Blutmenge =bessere Nierenfunktionen

Diese Leistung der Atemtherapie wurde relativ wenig beachtet. Im Jahre 1951 aber bestätigten zwei Forscher, Gauer und Henry, im Tierexperiment meine wertvolle Entdeckung. Durch Zunahme der Blutmenge im Thorax waren sie imstande, eine bedeutende Verbesserung der Nierenarbeit, Verbesserung der Diurese festzustellen, die die beiden Forscher allerdings kaum zu erklären imstande sind. Die Theorie der Heilatmung erklärt die Verbesserung der Nierenfunktion durch die Vergrößerung der Einströmung des Blutes in den Thorax und die gleichzeitige Erweiterung der Arteriolen und Kapillaren in den inneren Organen ohne Schwierigkeit.

Nun zur genaueren Besprechung einiger Fälle. Als erstes Beispiel sei erwähnt:

Fall 1: Herzmuskelschwäche, Bluthochdruck, Wassereinlagerungen, Nierenfunktionsstörungen und die Behebung dieser Symptome

Dr. Josef U., Arzt, 59 Jahre alt, 100 kg, etwa 180 cm groß, Lues negativ, Asthma cardiale, Herz drei Finger nach rechts verbreitert. Spitzenstoß im 6. Intercostalraum, Ausatmungszeit 10 Sekunden. Der Blutdruck betrug in Wörishofen vor 1/2 Jahr 210 mm Hg.

Zu Beginn der Kur 191, 177, 147 mm Hg. An den Knöcheln und auch an den Lidern Ödeme (Wassereinlagerungen), Gesicht sehr blaß, Leberrand plump in der Mitte zwischen Nabel und Processus. Gallenblasentumor kleinfaustgroß, deutlich tastbar, schmerzempfindlich. Harn: Zucker negativ, Eiweiß positiv 2,5 %. Wasserausscheidung sehr schlecht, in acht Stunden kaum 300 ccm, stärkste Verdünnung 1014, stärkste Konzentration 1022.

Das Asthma verschwindet nach 14 Tagen, Patient fühlt sich ruhig und besser; Atemtherapie. Außerdem bessert sich auch die Funktion der Niere wieder. Nach 14 Tagen: etwa 1000 ccm Harn mit spez. Gew. 1009, Ödeme vollkommen verschwunden.

Herzaufnahme zu Beginn der Kur: Mr-4,6 cm, Ml-14,2cm, Tr-18,8 cm (Medianabstand rechts und links und Transversaldurchmesser).

Am Schluß der Kur: Ausatmungszeit 45 Sekunden, Vitalkapazität 3700 ccm, Spitzenstoß im 5. Intercostalraum. Leberrand um zwei Querfinger nach oben verschoben. Herzdämpfung perkutorisch, rechts und links um je ein Querfinger verschmälert.

Bei gleichbleibendem Längendurchmesser des Herzens: Mr-3,6 cm, Ml-13,6 cm, Tr-17,2 cm. Das ist eine Verkleinerung des Herzens um 16 mm. Der Patient, der unter schwerer

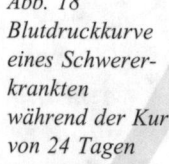

Abb. 18 Blutdruckkurve eines Schwererkrankten während der Kur von 24 Tagen

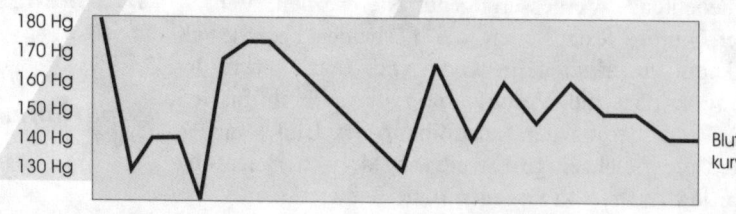

| 180 Hg |
| 170 Hg |
| 160 Hg |
| 150 Hg |
| 140 Hg |
| 130 Hg |

Blutdruckkurve

0 2. 3. 4. 5. 6. 7. 9. 10. 11. 12. 13. 14. 16. 17. 18. 19. 20. 21. 23. 24.

140

Atemnot beim Gehen litt, kann am Schluß der Kur wieder ohne Atempause sogar rasch gehen. Das Spannungsgefühl in der Lebergegend ist vollkommen verschwunden.

Ich gebe auf Seite 140 die Blutdruckkurve des Dr. Josef U. wieder (Abb. 18). Bemerkenswert ist an dieser Kurve das starke Absinken des Blutdruckes innerhalb der ersten 3 Tage, das Ansteigen der Blutdruckkurve am 11. Oktober, etwa 6 Tage nach Beginn der Kur, und erst dann das allmähliche Absinken bis zum 18. Oktober, worauf dann noch drei Erhebungen am 19., 22. und 24. kommen, bis dann endlich der Blutdruck normal wird und bleibt. Die Verbesserung der Nierenleistung bezeugt die weitgehende Hilfe der Atemtherapie.

Fall 2: Mandelentzündung, Herzrhythmusstörungen und die Atemtherapie

Richard K., 65 Jahre alt, 175 cm, 75 kg, Lues negativ. Beginn der Kur am 10. Februar. Herzbeschwerden, stenokardische Anfälle, Herzdämpfung nach links und rechts je ein Querfinger vergrößert, Töne rein, doch zum Teil von musikalischem Charakter.

Wegen der Beschwerden schon vor einem Jahr in Tölz gewesen, leichte Besserung, doch dann wieder die alten Beschwerden. Jeder dritte Herzschlag aussetzend, chronische Tonsillitis (Mandelentzündung). Blutdruck anfänglich 147/133/81. Am Schluß der Kur 130/96/52. Eiweiß, Zucker negativ. Nierenfunktion: Ausscheidung beim Wasserversuch statt 1500 ccm bloß 1185 ccm, dagegen Konzentration und Verdünnung gut, Spanne 1000 bis 1025.

Geschwollene Augenlider, Tonsillen chronisch entzündet und vereitert.

Mandelabsaugung, Atemtherapie.

Extrasystolen verschwinden, Puls bereits nach einer Woche wieder regelmäßig, stenokardische Anfälle verschwinden.

Am 2. März Meldung spontan: Der Druck auf der Brust ebenso wie die stenokardischen Anfälle vollkommen verschwunden, Patient kann wieder rasch gehen und Treppen steigen, ohne daß sich irgendwelche Zeichen von Ermüdung des Herzens einstellen.

Objektiver Befund: Spitzenstoß einen Finger innerhalb der Mamillarlinie hineingerückt. Fernaufnahme zu Beginn der

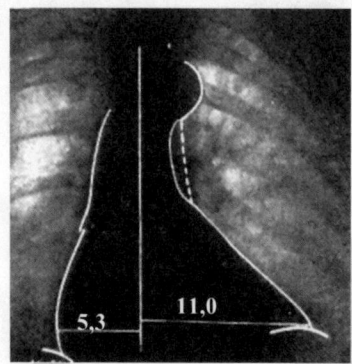

Abb. 19a

Kur. Mr-,5,3 cm, MI-1 1,0 cm, Tr 16,3 cm (Abb. 19a). Fernaufnahme nach Beendigung der Kur: Mr-6,0 cm, MI-8,6 cm, Tr-14,6 cm (Abb. 19b). Also eine Verkleinerung des Transversaldurchmessers des Herzens um 17 mm. Beachtenswert ist auch die Tonisierung des linken Herzens: Die Ausbuchtung des linken Vorhofs und des linken Ventrikels hat auf der Aufnahme nach 3 Wochen einer annähernd normalen Kontur Platz gemacht.

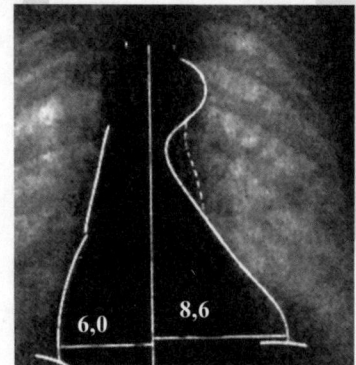

Abb. 19b
Herzfernaufnahmen des Patienten Richard K. vor und nach der Kur.

Fall 3: Herzvergrößerung, Bluthochdruck und Niereninsuffizienz

Herr Wilhelm G., Pastor, 71 Jahre alt, 170 cm, 72 kg, Lues negativ.
Herz nach links um drei Querfinger verbreitert, Blutdruck zu Beginn der Kur: 195/180/165 mm Hg. Eiweiß und Zucker negativ.
Nierenfunktion: Verminderung der Wasserausscheidung um 400 ccm, Konzentrations- und Verdünnungsspanne 1000 bis 1021.
Ausatmungszeit zu Beginn der Kur: 10 Sekunden.
Fernaufnahme zu Beginn der Kur (Abb. 20a). (Mr-3,1 cm, MI -13,9 cm, Tr-17 cm.)
Am Schluß der Atemkur nach 3 Wochen Herz perkutorisch links um drei Querfinger verschmälert. Die Maße von rechts und links sind vollkommen normal geworden. Der Transversaldurchmesser beträgt am Schluß der Kur 12,6 cm. Das Herz ist also um 44 mm kleiner geworden (Abb. 20b).
Patient fühlt sich ausgezeichnet, leistungsfähig; die Beschwerden, über die er geklagt hat - vor allem die Schwäche, sind vollkommen verschwunden; kann wieder wandern. Blutdruck: 150/135/ 95 mm Hg. Im 3. Jahr nach der Kur ist der Patient im 74. Jahre und fühlt sich leistungsfähig und frisch, sein Blutdruck ist zirka 140 mm Hg geblieben.

142

Nun ein Fall aus der letzten Zeit:

Zahnarzt Dr. M., 67 Jahre alt, hat seit 5 Jahren seine Praxis eingestellt wegen Angina pectoris in Verbindung mit Hypertonie, Netzhautblutungen, Herzerweiterung und chronischer Bronchitis.
Die Beschwerden sind so stark, daß er nicht mehr wandern kann. Die Herzkraft ist sehr reduziert, Ausatmungszeit 8 Sekunden, Blutdruck zu Beginn 220/120, geht im Laufe der Atemkur langsam, aber stetig zurück.
Der Patient hatte in den letzten 5 Jahren verschiedene Kuren gegen seine Angina pectoris gemacht, darunter eine Jodkur vor 2 Jahren, die ihn ein Jahr vollkommen erblinden ließ. Er hatte nämlich auf Anordnung der behandelnden Ärzte längere Zeit Natrium jodatum genommen, ohne daß sich seine Kreislaufbeschwerden gebessert hätten. Dann lag er wegen seiner Angina pectoris 6 Wochen in einer Klinik und bekam Strophantin.
Der Erfolg war der, daß er überhaupt nicht mehr gehen konnte. 1948 suchte er Bad Gleichenberg auf, er wurde dort in der pneumatischen Kammer und mit Inhalationen und Bädern behandelt.
Kein Erfolg. Schließlich kam er in meine Behandlung.
Untersuchung ergab: Herz nach rechts und links 1,5 cm verbreitert, Töne sehr leise, regelmäßig. Die heftigen Herzschmerzen verschwanden nach einigen Wochen durch meine Atemübungen. Der Blutdruck ging zuerst von 220 auf 185 zurück, betrug am Ende des 1. Monats nach Beginn der Kur 150/130/85. Der Patient wurde im 3. Monat nach Beginn der Kur mit einem konstant bleibenden Blutdruck von 150/130/90 geheilt entlassen und nahm seine ärztliche Tätigkeit wieder auf, steigt an freien Tagen auf die Berge, wobei er Höhenunterschiede

Fall 4:
Bluthoch-
druck,
Netzhaut-
blutungen
und ...

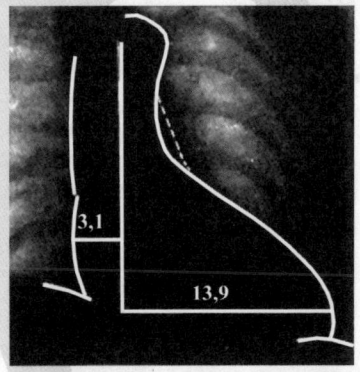

Abb. 20a

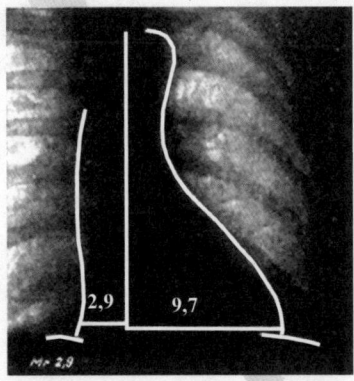

Abb.20b
Herzfernaufnah-
men des Patien-
ten Wilhelm G.
vor und nach der
Kur.

143

von 600 m spielend und ohne die geringsten Beschwerden überwindet und 5 bis 6 Stunden unterwegs bleibt.

Das Herz, von dem ich zu Beginn der Kur eine Fernaufnahme anfertigen ließ, ist am Schluß der Kur um 1,5 cm im Transversaldurchmesser kleiner geworden.

Fall 5: Herzmuskelschwäche, Leberstauung, Angina pectoris und Bluthochdruck

Herr Werner B., 49 Jahre, Kaufmann, 1,75 cm, 76 kg. Kräftiger Sportsmann, 2 gesunde Kinder, keine Lues, keine besonderen psychischen Belastungen, leidet seit etwa 3 Jahren an Hochdruckbeschwerden und stenokardischen Anfällen Herz nach rechts und links vergrößert, Leber geschwollen, leicht schmerzhaft, ca. 4 cm unter dem Rippenbogen zu tasten, Rand rund, eher plump. RR 190/125.

Einige mehrwöchige Klinikaufenthalte. 2 Badekuren. Bei rascherem Gehen Atemnot. Herz nach einer vierwöchigen Atemkur um 1,5 cm im Längsdurchmesser verkürzt, Blutdruck 140/90, wird geheilt entlassen. Bei der Untersuchung nach 2 und nach 3 Jahren ergeben sich normale Verhältnisse. Blutdruck 140/90. Der Patient ist gesund geworden und treibt wieder Sport (Abb. 21a und b).

Fall 6: Atemtherapie ermöglicht Einwanderung in die USA

Schließlich möchte ich noch den Fall der Ungarin Marie W. anführen. Diese 44jährige Dame wollte im Mai 1952 nach den Vereinigten Staaten auswandern und mußte zur Untersuchung vor die ärztliche Kommission. Diese wies sie mit ihrem 180/100 Blutdruck als ungeeignet zur Einwanderung ab. Die verschiedenen modernen Medikamente, die sie wochenlang nahm, fruchteten nichts, der Blutdruck blieb hoch. Sie kam in meine Behandlung, wurde nach knapp 3 Wochen Atemtherapie geheilt entlassen, stellte sich der Kommission mit 130/90 wieder vor; sie wurde auf Grund der neuerlichen Überprüfung gesund befunden und zur Einwanderung im Juni 1952 zugelassen.

Fall 7: Bluthochdruck und Diabetes geheilt

Nun ein Beispiel der Heilung einer Hypertonie verbunden mit einem sthenischen Diabetes (Zuckerkrankheit im Alter). Herr Dr. H., 72 Jahre alt, leidet seit 30 Jahren an einem Diabetes und kommt zu mir mit einem Blutdruck von 190/178/90.

Er sieht bedeutend jünger aus, als er ist, hat schwarzes Haar und braune Augen. Mit 38 Jahren hatte er eine Kropfoperation, mit 67 eine Prostatektomie. Seit Jahren Sensibilitätsstörungen, an den Füßen „taubes Gefühl", Herz links und rechts um zirka 1 cm erweitert, spritzt seit Jahren täglich 10 bis 20 E Insulin, 200 mg Blutzucker, kein Aceton und keine Acetessigsäure.

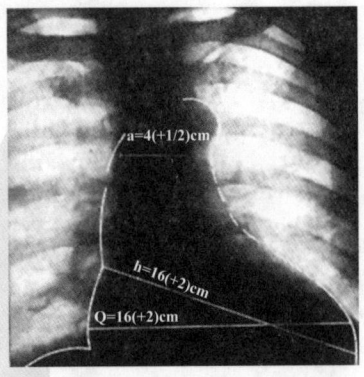

Abb. 21a

Atemtherapie im Verlauf von 4 Wochen, während der er Insulintherapie vollkommen eingestellt hatte, Zucker geht von 1 % auf 0,2 % herunter, der Blutzucker wird normal, der Patient wird mit einem Blutdruck von 160/135/80 geheilt und beschwerdefrei entlassen. Nach einem Jahre zuckerfrei, ohne Beschwerden, leistungsfähig.

Ich betone noch besonders, daß ich bei allen angeführten Patienten nicht ein einziges Medikament verabreicht habe, vor allem keinerlei Herz- oder Nierenmittel, ebensowenig irgendwelche homöopathischen Präparate oder Hausmittel, Tees geheimer Zusammensetzung usw.

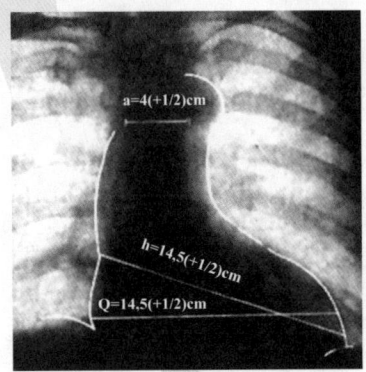

Abb. 21b
Herzfernaufnahmen des Patienten Werner B. vor und nach der Kur.

145

Kapitel 25

Herzverkleinerung durch Tonuszunahme

Es erhebt sich nun die Frage, wieso die Verkleinerung des Herzens zustande kommt. Eine Parallelerscheinung kennen wir an dem gesunden Herzen, das unmittelbar nach einer Anstrengung, also einem kurzen Lauf oder einem Wettschwimmen eine deutliche, wenn auch nur geringe Verkleinerung aufweist. Es ist bekannt, daß das gesunde Herz nach solchen Geschwindigkeitsübungen im günstigsten Falle um 0,5 cm im Transversaldurchmesser kleiner werden kann.

Diese Verkleinerung verschwindet aber nach kurzer Zeit wieder. Hier ist es anders, diese Verkleinerung bleibt als eine Folge der Atemübungen. Die physiologische Ursache davon dürfte in zwei Vorgängen zu suchen sein. Durch die gesteigerte Atmung wird die **Kranzader des Herzen erweitert,** es bekommt das Herz also mehr Blut zu eigenem Gebrauch, und die Muskulatur dieser schwachen, dilatierten Herzen wird besser mit Blut versorgt und kann sich daher kräftigen. Der Tonus der Herzmuskelfasern nimmt zu, und das Herz verkleinert sich.

Die Wirkung auf die Kranzadern tritt also vor allem bei der Einatmung ein; bei der Ausatmung aber, welche gerade bei meiner Methode besonders gepflegt wird, wird das Herz trotz seines Breiterwerdens zusammengepreßt, denn die Erhöhung des Drucks im Thoraxraum bei der Ausatmung wirkt auf das Herz von allen Seiten im Sinne einer Verkleinerung. So arbeiten Einatmung und Ausatmung zusammen. Wichtiger aber als diese mechanische Einwirkung ist die echte Zunahme des Muskeltonus des Herzens infolge der neuromuskulären Regulierung.

Kapitel 26

Tonus der Muskelfasern

Der Tonus eines Muskels wird gemessen durch seine Anfangsspannung, seine Länge in der Ruhelage und durch seine Sperrung, die wir während einer Arbeitsleistung als Härte kennen. Die einzelnen Herzmuskelfasern erwerben durch die regelmäßigen Atemübungen einen höheren Tonus, ihre Überdehnung nimmt ab, sie sind ebenso in der Ruhelage - also während der Diastole (Erschlaffung) - als auch bei der Systole (Zusammenziehung) kürzer.

Für die Gesamtheit der Herzmuskelfasern drückt sich das darin aus, daß das Herz kleiner wird und kleiner bleibt. - Der Nachweis gelingt durch die Perkussion (mechanisches Abklopfen des Brustkorbes zur Bestimmung der Herzgröße) und das Röntgenbild. Durch das Kleinerwerden der übergroßen Pulsamplitude, des Pulsdruckes, kündigt sich die Veränderung der Funktion an. - Auch diese letzte Tatsache ist von mir zuerst beschrieben worden und von anderen in ihrer vollen Tragweite noch nicht durchschaut.

Woher nehmen die Muskelfasern diesen höheren Tonus? - Die Antwort darauf gibt mein Schema (Abb. 22). Wenn wir im Bilde Tonus mit den Kreisen einer Flüssigkeit zwischen Nervenzentren und Muskeln vergleichen, so ist das große schlaffe, tonusarme Vagusherz als ein Muskel anzusehen, bei dem das Vaguszentrum überwiegt. Die Zunahme des Vagustonus - einer bestimmten nervös-chemischen Beeinflussung - des Herzens verursacht dieses Länger- und Schlaffwerden der Herzmuskelfasern. - Es strömt also bildlich zuviel Flüssigkeit vom Vaguszentrum zum Herzmuskel. - Durch die Anregung und Mehrarbeit des Atemzentrums wird mehr dieser Flüssigkeit vom Vaguskern und dem Herzmuskel abgesaugt, die einzelne Herzmuskelfaser gewinnt ihre normale Länge und Tonus wieder.

Die ärztliche Kunst hatte bis jetzt kein Mittel in der Hand, um ein dilatiertes (erweitertes) Herz auf die Dauer wieder gesund zu machen. Hier handelt es sich ja nicht um eine

Erweiterung, die durch akute Anstrengung hervorgerufen worden ist und dann nach Ruhe in einiger Zeit wieder verschwindet, sondern hier handelt es sich um Dilatationen, die Jahre oder Jahrzehnte lang schon bestanden haben und die von den behandelnden Ärzten von früher als ein unvermeidliches Übel angesehen worden sind. Durch meine Atemkur gelingt es, diese erweiterten, überdehnten Herzen zu verkleinern, zu tonisieren und wieder leistungsfähig zu machen.

Kapitel 27

Angina pectoris

Von da aus läßt sich aber auch eine Brücke schlagen zur Therapie der Angina pectoris, soweit diese Krankheit durch echte Krampfzustände im Gebiet der Kranzadern bedingt ist. Es ist eine bekannte Tatsache, daß die Menschen, welche an diesen Herzkrämpfen leiden, wenn der Anfall beginnt, in „atemloser" Spannung darauf warten, wie lange der Anfall dauern, welche Stärke er annehmen wird, und ob wieder das furchtbare Gefühl der Todesangst auftreten wird. Die Patienten vergessen tatsächlich das Atmen, stellen die Atmung unbewußt ein und harren voll Angst auf die kommenden Minuten.

Durch die systematischen Atemübungen wird der Arzt in die Lage gesetzt, auch da dem Patienten den Weg zur Heilung zu zeigen. In einer Reihe von Fällen ist es mir gelungen, durch die systematischen Atemübungen, die ich von den Patienten verlangte, die Anfälle vollkommen zum Verschwinden zu bringen. Darunter befanden sich Patienten, die von bedeutenden Internisten als so schwer erkrankt bezeichnet wurden, daß eine dreistündige Eisenbahnfahrt zu mir lebensgefährlich schien.

Durch die Erfolge meiner Therapie haben wir ein Krankheitssymptom erst verstehen gelernt, das früher unverständlich war.- das Ächzen und Seufzen des schwer Herzkranken. Wenn man ihn fragt, warum er es tue oder ob er Schmerzen habe, antwortet er: Schmerzen habe ich keine, aber das Seufzen bringt mir Erleichterung. - Das ist des Rätsels Lösung: Ächzen und Seufzen ist ein verstärktes Ein- und Ausatmen. Die Natur selbst hat uns den Weg für die Therapie gewiesen - doch wir haben Jahrtausende lang ihren Fingerzeig nicht verstanden.

Alle gekünstelten Methoden sind im voraus zum Scheitern verurteilt. Meine neue Atemtherapie aber ist der Natur abgelauscht und eben darum einfach und ungekünstelt.

Jede Therapie aber kann dadurch, daß man sie wahllos über-
spannt, ad absurdum geführt werden. Auch da möchte ich
ganz besonders betonen, daß bei schweren arterioskleroti-
schen oder luetischen Veränderungen der Kranzader diese
Therapie, die ich angegeben habe, nur geringe Erfolge erzielen wird; um so größer werden die Erfolge dort sein, wo es
sich um nervöse und echte angiospatische (Gefäßkrampf)-
Zustände im Kranzadergebiet handelt. Ich kann auf dieses
einfache Verfahren mit um so größerer Genugtuung hinweisen, als meine Methode durchaus unschädlich ist, während
die Versuche, die mit der Durchschneidung von Herznerven
gemacht worden sind, in Wirklichkeit zu keinem Erfolg geführt haben. Die neueren Versuche, bei der Angina pectoris
medikamentös wenigstens den Blutdruck herabzusetzen und
dadurch die Herzkrämpfe zu beseitigen, sind nicht sehr zu-
friedenstellend.

Kapitel 28

Herzklappenfehler

Die Therapie des Herzens durch Atemübungen wird sich mithin auch auf alle Fälle erstrecken können, die nicht nur in die Gruppe der einfachen Dilatationen infolge Hypertonie gehören, sondern zu der Gruppe der Herzklappenfehler und zu der der entzündlichen und degenerativen Erkrankungen der Herzmuskulatur selbst.

Es ist ganz klar, daß eine Klappe, die nicht schließt, weil ihre Ränder durch entzündliche Veränderungen verkürzt und verdickt worden sind, wieder schließen kann, wenn der muskuläre Ring enger wird, an dem die Herzklappen ansetzen. Dieser kann aber nur dann auf die Dauer kleiner werden, wenn sein Tonus zunimmt. - Durch meine Atemmethode wird der Tonus der Herzmuskelfasern gesteigert, daher können die Klappen sich wieder schließen, und die Folge davon ist, daß die Mehrarbeit des Herzens abnimmt, die verbraucht wurde, um den Klappenfehler auszugleichen; die Herzarbeit wird wieder normal, der Herzmuskel erholt sich, und die Symptome des Klappenfehlers gehen zurück, die Stauungen und Störungen im Kreislauf verlieren sich - die Geräusche, die man am Herzen als Zeichen der Insuffizienz der Klappen hört, werden schwächer, ja verschwinden ganz.

Ich möchte daher wenigstens einen Fall aus einer anderen Gruppe herausheben, aus dem man entnehmen kann, wie die systematischen Atemübungen nach einer frischen Endokarditis wirken. Der betreffende Patient wurde vor mir in einer anderen Stadt von zwei Ärzten behandelt, welche die Diagnose gestellt und ausdrücklich erklärt hatten, daß therapeutisch an ihm nichts mehr geleistet werden könne. Allerdings hatte man übersehen, daß die Ursache seiner Endokarditis eine subakute, chronisch werdende Tonsillitis war, die ich feststellte und behandelte.

Die Tonsillen saugte ich mit einer Apparatur, die ich mir vor 10 Jahren konstruiert habe und ein andermal ausführlich beschreiben werde, ab.

**Klappen-
störungen
verschwin-
den wieder**

Hermann Sch. in R. a. Rh., 30 Jahre alt, Bauer.
Lues negativ. Beginn der Kur am 24. Februar. Vor vier Monaten Endokarditis, leistungsunfähig, schwach, schlaflos, Tonsillen vereitert, sehr starker liebender Spitzenstoß, Herzdämpfung nach links etwas verbreitert. Das präsystolisch - systolische starke Geräusch an der Mitralis überdeckt einen lauten metallenen Ton.

Atemtherapie. Schon nach einer Woche wird das Geräusch geringer.

Nach der ersten Absaugung der Tonsillen steigt die Temperatur von 36,5 auf 37,2. Nach weiteren 14 Tagen ist der Spitzenstoß ganz normal, die Erschütterungen der Herzgegend sind nicht mehr merklich, das präsystolisch-systolische Geräusch vollkommen verschwunden.

Der Patient fühlt sich subjektiv vollkommen gesund und wohl.

Nach drei Monaten, am 25. Mai, kommt der Patient noch einmal auf eine Woche in Behandlung. Keinerlei Herzbeschwerden mehr. Früher starke Obstipation, seit der Atemkur Stuhlgang vollkommen normal.

Leichte Kurzatmigkeit in den frühen Morgenstunden, asthmatische Delle unklarer Herkunft. Nach einigen Tagen vergehen auch diese Delle vollkommen. Herztöne ganz rein.

Der Patient kehrt als leistungsfähiger und arbeitsfreudiger Mann nach Hause zurück.

Auch bei diesem Patienten keinerlei Medikamente.

Der Einwand, daß ich das Herz des Patienten durch die Absaugung der Mandeln geheilt habe, ist fällig, weil ich früher ohne Atemübungen trotz Mandelbehandlung oder selbst der operativen Entfernung der Tonsillen solche Erfolge nicht erzielt habe.

Kapitel 29

Herzmuskelerkrankung

Ganz ähnlich verhält es sich bei einer anderen Gruppe von Herzerkrankungen, der Herzmuskeldegeneration (Myodegeneration) und den Folgen der Herzmuskelentzündung (Myokarditis). Wenn der muskuläre Ring, an den die normalen Klappen ansetzen, schwächer wird und erschlafft, seinen Tonus verliert, wird er weiter. Auch da können die Klappen nicht mehr schließen, und es entstehen Geräusche, z. T. hervorgerufen durch die Wirbel der Blutströmung. Durch die Zunahme des Tonus der Herzmuskelfasern wird der muskuläre Ring wieder enger und die Klappen schließen wieder.

Zum Beweis dafür lege ich die kurze Krankengeschichte des Herrn Hans Op. vor, mit den dazugehörigen Elektrokardiogrammen. - Auch bei diesem Patienten verschwand am Schlusse meiner Behandlung das präsystolisch-systolische Geräusch an der Herzspitze als Ausdruck der Insuffizienz der Mitralklappe ganz und gar.

Herzgeräusche werden normal

Hans Op. aus B. in Westfalen, 67 Jahre, 170 cm, graue Augen, spärlich graue Haare, Gesichtsfarbe grüngelb.
Behandlung vom 16. 3. bis 12. 5.
Keine schweren Krankheiten bis zum 65. Lebensjahr.
Beschwerden: Starke innere Unruhe, Abnahme des Gedächtnisses - Schwierigkeiten im Sprechen. Verminderung der körperlichen Leistungsfähigkeit. Vor 1 1/2 Jahren leichter Schlaganfall. Blutdruck früher 230 mm Hg.
Herz nach rechts ½ cm, nach links 1½ cm verbreitert, präsystolisch-systolisches Geräusch an der Herzspitze. Puls in Ruhe 90. Ausatmungszeit 25. Herzfernaufnahme: 5,2 cm (4,5), 10,2 cm (8,7), 16,0 cm (14,0). Stauungsbronchitis, chronische Mandelentzündung. Blutdruck 220/ 200/ 130.

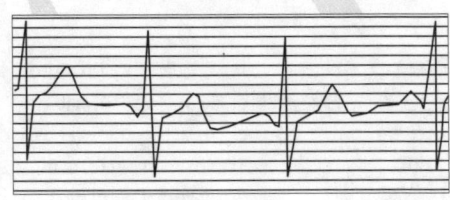

Abb. 22a

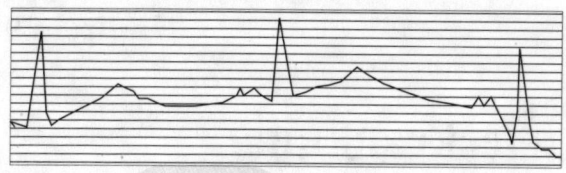

Abb. 22b

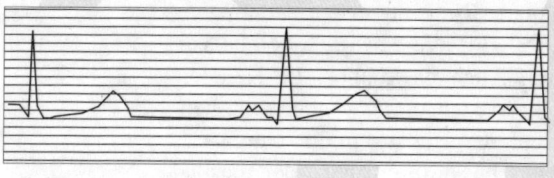

Abb. 22c

Abb. 22a- c:
Elektrokardio-
gramme eines
Patienten,
a) im Jahre 1932,
b) 1937,
c) nach meiner
Behandlung 1938

Schon nach 14 Tagen verschwindet das Geräusch am Herzen, und der Patient bekommt rote Wangen. Ausatmungszeit (AZ) beträgt am Schlusse der Kur 70 Sek. Puls ca. 60. Nierenfunktionsprüfung am 11. 3.- auf 1500 ccm Tee Ausscheidung von 2500 ccm Harn. Am 10. 5. Wiederholung: Wasserausscheidung normal. Blutdruck 150/140/120. Stauungsbronchitis vollkommen verschwunden, leistungsfähig, lebenslustig. Herzfernaufnahme - 6 cm (4,5), 9 cm (8,7), 15,5 cm (14).

Elektrokardiogramm (EKG) - Abb. 21 a aus dem Jahr 1932, deutliche respiratorische Schwankung. - Schon da ist die Dauer der einzelnen Herzaktion verschieden und die T-Zakke z. T. negativ, die Q-Zacke vertieft und verbreitert. In den folgenden Jahren liegen die EKG mir vor und zeigen eine zunehmende Verschlechterung der Herzaktion, Störung in der Reizleitung und Herzmuskelschädigung bzw. -entartung (siehe 21 b, 1937).

Am Schlusse meiner Behandlung am 19. 5. 1938 sieht das EKG (21 c) wieder fast normal aus, die großen Auf- und Abschwankungen sind verschwunden, die einzelnen Herzaktionen sind vollkommen gleich geworden, die T-Schwankung wieder positiv und Q normal.

Nur an der Anfangsschwankung, der P-Zacke, merkt man die schon im Jahre 1933 vorhandene Aufspaltung als Rest einer Störung in der Reizbildung und der Schädigung der Mitralklappe.

Atemtherapie als entscheidende Hilfe bei Herzerkrankungen

Nach den so günstigen Erfahrungen bei Angina pectoris, bei Herzklappenfehlern und allen Formen der Herzschwäche, sei die Insuffizienz myokarditischer oder myodegenerativer Art, sollte meine Atemtherapie bei allen diesen Herzkrankheiten angewendet werden. Ich weiß, daß dieses Verfahren sich auch in vielen anderen, selbst scheinbar hoffnungslosen Fäl-

156

len genauso bewährt, wie es sich in meiner Hand bewährt hat. Den Einwand, daß meine Erfolge nicht dieser neuen Therapie, sondern den zusätzlichen Hilfen (ev. Behandlung verborgener Eiterherde, der Wärme- und Bäderbehandlung) zu verdanken sind, muß ich abwehren. Denn genauso müßte man dem Operateur vorwerfen, daß er seine Erfolge nicht seiner Geschicklichkeit, sondern der Asepsis und der guten modernen Narkose verdankt.

Aber mit Asepsis und Narkose allein ist noch nie eine Operation gelungen, und mit den zusätzlichen Methoden, die ich neben der Atemtherapie bei Herzkranken verwende, sind noch niemals Herzen um solche Beträge verkleinert, tonisiert und leistungsfähig gemacht worden.

Ich möchte daher kurz zusammenfassen. In den systematischen Atemübungen gebe ich den Ärzten ein Verfahren in die Hand, welches sich auf Grund meiner Erfahrungen bei vielen Erkrankungen des Herzmuskels, der Herzklappen und der Herznerven ausgezeichnet bewährt. Durch systematische Atemübungen gelingt es, die Herzen, welche noch nicht zu schwer geschädigt sind und die genügend Reparationskraft besitzen, wieder auf normale Form zu bringen bzw. der normalen Form wieder anzunähern.

Andererseits gelingt es, bei Hypotonikern die kleinen unentwickelten, leistungsunfähigen Herzen durch Atemübungen zu vergrößern und zu stärken.

Ich hoffe, daß durch die beigegebenen Bilder und Krankheitsgeschichten die Leser ein größeres Zutrauen zu meiner Methode fassen werden als durch die bloße Angabe von Blutdruckwerten, Perkussionsbefunden und Mitteilungen über das Befinden der Patienten.

Die Atmungstherapie wird sich daher nebst der Behandlung der Blutdruckkrankheit auch noch ein anderes Gebiet erobern, das Gebiet der Heilung der Herzkrankheiten. Es ist ein neuer Weg, der sich hier der Medizin öffnet, und es wird die Aufgabe der Ärzteschaft sein, diesen Weg auszubauen. Ohne Gifte, ohne Schädigungen, unter Umständen im Lehnsessel wird der Kranke, nur richtig beraten, wie er atmen soll, imstande sein, manche Krankheit „wegzuatmen".

Ein kleiner, stolzer Hinweis: In einem der größten Herzkrankenhäuser Bad Nauheims bilden Bäder und Atemtherapie die Grundlagen der Behandlung.

Sänger ohne Bluthochdruck

Wenn die Heilung der Blutdruckkrankheit auf diese Weise gelingt, dann dürften also unter Menschen in einem Beruf, bei dem sie reichlich und richtig atmen, keine Hypertoniker zu finden sein.

Deshalb ließ ich die Sänger Münchens durch einen meiner Dissertanten untersuchen. Unter 100 Sängern (und Sängerinnen) litt nicht einer an einer Blutdrucksteigerung oder Hypertonie.

Obwohl die Sänger besonders den Schädigungen der Großstadt ausgesetzt sind, ein unregelmäßiges Leben führen, spät in der Nacht erst zum Schlafen kommen und bekanntlich ganz besonders unter nervösen Erregungen stehen, ist es ganz auffallend, daß sie alle an der Untergrenze der normalen Werte des Blutdrucks stehen. Ein wichtiger Beweis dafür, daß das richtige Tiefatmen, wie es der Sänger mehr als jeder andere pflegen muß, das beste Vorbeugungsmittel der krankhaften Blutdrucksteigerung ist.

Kapitel 30

Arteriosklerose

Schon in der ersten Auflage dieses Buches im Jahre 1934 habe ich meine Auffassung von der Entstehung der Arteriosklerose vorgetragen: Die Arteriosklerose sei im Wesentlichen eine Erstickung der Gefäßwand. - Diese Erkenntnisse, zuerst von Histologen zurückgewiesen und kaum beachtet, ist jetzt bereits allgemein anerkannt, nur sagt man nicht Erstickung, sondern Hypoxämie, weil das griechische Wort wissenschaftlicher klingt.

Zahlreiche Forscher haben durch die genaue Erforschung der biochemischen Vorgänge in der Gefäßwand bei dem Verlauf der Arteriosklerose meine Lehre hundertprozentig bestätigt.

Die Anfangsstadien der Arteriosklerose sind durch die Atemtherapie heilbar. Nicht selten leitet die Hypertonie die Arteriosklerose ein. Die elastischen Fasern der Innenseite und Media der Wand der Gefäße gehen zugrunde, weil sie ersticken; sie bekommen zu wenig Sauerstoff.

Die Wand der Gefäße besteht aus drei übereinandergeschobenen Röhren, Außen-, Mittel- und Innenhaut. Wenn im Blut zuviel Fett transportiert wird, treten die Fettsubstanzen (Lipoide genannt) in Form von Chylomikronen durch die Intima in die Grundsubstanz ein, in welcher die elastischen Langhanszellen und Bindegewebsfasern eingebettet sind. Diese Fasern können nur solange lebendig bleiben und ihre Funktion erfüllen, als sie genügend Sauerstoff bekommen, also atmen können. Diese Atmung wird erschwert und vermindert durch eine Quellung der Grundsubstanz, in welche die Langhanszellen und Fasern eingebettet sind. Diese Quellung wird auch durch Mangel an Sauerstoff ausgelöst. Die Grundsubstanz besteht aus Mucopolysacchariden; deren Bausteine und einfache Zucker, Aminozucker und Uronsäuren. Zum Leben benötigt die Grundsubstanz genauso Sauerstoff wie die in ihr eingebetteten elastischen Fasern. Durch Sauerstoffmangel verquillt die Grundsubstanz jedoch und schnürt diese Zellen und Fasern von der Sauerstoffzufuhr ab. Dieser sog. hypoxämische Prozeß ist mithin ein richtiger Erstickungsvorgang.

Außerdem werden die pathologischen Substanzen - Polyschwefelsäureester - in die Grundsubstanz eingelagert, umgeben die elastischen Elemente und erschweren auf diese Weise weiter die Sauerstoffzufuhr zu den elastischen und den Bindegewebsfasern. So beschleunigt auch dieser Vorgang die Erstickung.

In der Media, der mittleren Haut der Gefäßwand, spielt sich etwas später der gleiche Vorgang ab, bei welchem die glatten Muskelfasern ersticken. Dieser Erstickungsvorgang wird nun bei der Arteriosklerose der Gefäße in der Intima (Innenhaut) und in der Media mit aller Deutlichkeit festgestellt.

Tiefenat-mung im Kampf gegen die Arterio-sklerose

Nun wissen wir, daß die einzige Möglichkeit, im Kampfe gegen die Arteriosklerose vertiefte Atmung, vermehrte Sauerstoffzufuhr ist. Die großen und mittleren Blutgefäße, genauer ihre Gefäßwände, werden durch kleinste Gefäße, die Vasa vasorum, ernährt. Durch die Vertiefung der Atmung werden sie erweitert, genauso wie verengte Gefäße der Haut und der Netzhaut (Retina) sich beim Tiefatmen erweitern.

Aber zur Bekämpfung der Arteriosklerose gehört auch die Vermeidung übermäßiger Nahrungszufuhr. Nicht nur Fett, auch die Kohlehydrate (Zucker, Stärke) und Eiweiß tragen, im Übermaß genossen, zur Verfettung und zur langsamen Erstickung des Körpers bei.

Die besten Maßnahmen, die Arteriosklerose herbeizuführen, sind: Viel essen, viel sitzen, wenig Bewegung machen, dementsprechend nie Tiefatmen, fleißig rauchen, körperliche Arbeit vermeiden, weder Wandern noch Sport treiben und täglich stundenlang vor dem Fernsehschirm sitzen. In den USA erliegen 50% der Menschen Herz- und Gefäßkrankheiten, von diesen wiederum die Hälfte der Arteriosklerose. So sind 25% aller Todesfälle in den USA auf Arteriosklerose zurückzuführen.

Daher die Mindestforderung an den sog. zivilisierten Menschen, täglich mindestens 1 1/2 Stunden im Freien spazierenzugehen - bei Verhinderung mindestens viermal 1/4

Stunde am Tag die Tiefatmung durchzuführen. Im Beginn der Arteriosklerose ist die Wirkung der Heilatmung von überzeugender Kraft. Beispiele für die heilende Wirkung der systematisch und nicht etwa nur für 3 bis 4 Wochen durchgeführten Atemtherapie, gerade bei der beginnenden Arteriosklerose, sind Legion.

Ein überzeugendes Beispiel der Wirkung weit vorgeschrittene Stadien der Arteriosklerose bringe ich im Folgenden.

Herr M., 67 Jahre, 175 cm, 80 kg, Direktor einer Versicherungsanstalt, wird nach einer Apoplexie, die vor 1 1/2 Jahren eingetreten war, von 2 Personen in mein Untersuchungszimmer hereingeschleppt. Er sitzt schon das zweite Jahr teilnahmslos in einer Zimmerecke, ist schwer besinnlich, kaum zu Rede und Antwort fähig. Seit langem bei anderen Ärzten in Behandlung. Blutdruck: 190/120.

Nach 5 Wochen Heilatmung: Der Patient kommt allein ins Behandlungszimmer, spricht und erzählt. RR: 165/100, Blutdruck wurde normal. Er fühlt sich wohl und löst, wie mir von den Angehörigen berichtet wird, tagsüber Kreuzworträtsel, während er vorher nur vor sich hin gedöst hatte.

Durch Tiefenatmung: Aktivität statt Dösigkeit nach Schlaganfall

Kapitel 31

Lungenerkrankungen

Nun ist es vielleicht auch richtig, von der Behandlung der chronischen Bronchitis und des Emphysems zu sprechen, die durch die Heilatmung oft zu einem verblüffenden Erfolg führt. Die chronische Bronchitis, so wie sie uns bei den Herzkranken geläufig ist, entsteht durch Blutstauung, die einen Reizzustand in den Bronchien und Bronchiolen hervorruft.

Diese Kranken werden durch einen ständigen Hustenreiz geplagt, der deswegen durch Atemübungen schwer zu beseitigen ist, weil das Exspirium (die Ausatmung) zu Beginn durch einen häufigen Hustenreiz unterbrochen wird, welcher den Patienten zwingt, die Ausatmung zu unterbrechen. Der Patient muß also geradezu langsam lernen, die Ein- und Ausatmung so vorzunehmen, daß er über den kritischen Punkt sich sozusagen hinwegschleicht, dann erst kann die Kur von Erfolg begleitet sein.

Die Kranken sind gewöhnlich auch nicht imstande, sich niederzulegen, ohne einen heftigen Hustenanfall zu bekommen. Dieser Anfall hängt sicher nicht nur mit der Verschiebung von Sekret zusammen, sondern vor allem mit der Blutüberfüllung der Lunge, die beim Übergang vom Sitzen zum Liegen noch zunimmt. Auch da kann der Arzt, der sich die Mühe nimmt, die Heilatmung bei dem Patienten konsequent durchzuführen, wiederholt die Freude erleben, daß der Husten allmählich verschwindet und der Patient wieder ruhig liegen kann, ohne von einem Hustenkrampf überfallen zu werden. Nicht die falsche Blutverteilung ist die Ursache dieser Erkrankung, wie manche Forscher meinen, sondern durch die Herz- und Gefäßschwäche staut sich das Blut in den Speichern der Lunge, der Milz und der Leber und in den stark erweiterten Venen. Die richtige Blutverteilung gelingt erst dann, wenn Herz und Gefäße wieder gekräftigt sind und ihre Leistungen besser durchführen.

Der
Emphysem-
patient
vergißt die
Ausatmung
(Bauch-
atmung)

Kehren wir zur Frage des Emphysems zurück. Dieses geht mit einer Blähung der Lunge einher, deshalb die verringerte oder aufgehobene Verschieblichkeit der Lungengrenzen und die Verminderung des Blutes im Lungenkreislauf. Schon die Starre des Thorax und die Unverschieblichkeit der Lun-gen-grenzen geben einen Fingerzeig, auf welchem Weg die Heilung zu versuchen ist. Da auch diese Kranken gewöhnlich reine Brustatmer sind, so benötigt man nach meiner Erfahrung keine Maskenapparate und Ventile; es genügt, wenn man sie langsam und tief bauchatmen läßt und sodann die **Ausatmung** mit allen Mitteln vertieft, die regelmäßig zu schwach ist. Die Vitalkapazität ist gewöhnlich auf die Hälfte der Norm oder noch weniger gesunken.

Kleine Kunstgriffe, breite Gurte oder eine breite, gepolsterte Holzschere, welche die Patienten auf den Rand des Brustkorbes legen, verkleinern den Raum des Brustkorbes und erleichtern und vertiefen die Ausatmung. Am besten wirkt natürlich der von mir konstruierte und schon oben erwähnte Presspirator. Es handelt sich also in erster Linie nicht darum, die Blutfüllung der Lungen durch Atmung, unter Umständen durch Unterdruckatmung, wie Hochrein angibt, zu steigern, sondern vor allem darum, die Lungen besser auszudrücken, dem Herzen die Arbeit zu erleichtern und den Herzmuskel selbst zu kräftigen.

Der
Schleim-
auswurf
wird
weniger
und ver-
schwindet

Die Insuffizienz des linken Ventrikels wird durch die verlängerte Exspiration, wie ich sie lehre, weitgehend beseitigt, und der Erfolg drückt sich darin aus, daß die Auswurfsmenge, die allen Mitteln und allen therapeutischen Versuchen getrotzt hat, im Laufe von wenigen Wochen so zurückgeht, daß sie von 10 Volumeneinheiten auf die Hälfte, ein Viertel, oder gar Null sinkt.

Ein überzeugendes Beispiel stellt Herr R. K., einer der Erfinder der künstlichen Edelsteinsynthese, dar. 72 Jahre alt, schweres Emphysem, chronische Bronchitis, von Husten gequält; Auswurf täglich bis 80 ccm. - Nach 5 Wochen Heilatmung hustenfrei, Auswurf 5 ccm.

Kapitel 32

Zuckerkrankheit

Zu den erstaunlichsten Erfolgen, die die Atemtherapie zu verzeichnen hat, gehört die **Heilung** des sthenischen Diabetes, **der Zuckerkrankheit des mittleren und höheren Lebensalters**. Im Verlauf meiner Arbeit der letzten Jahre gelang mir diese neue Entdeckung. Wir unterscheiden zwei Arten der Zuckerkrankheit, den jugendlichen und den sthenischen (Alters-)Diabetes.

Natürlich gibt es Übergänge, wie überall im Lebendigen, und ich habe nicht die Absicht, an dieser Stelle eine Theorie des Diabetes zu entwickeln. Darüber gibt es eine unübersehbare Literatur. - Aber auch die Ansichten der Forscher über das Wesen und die Ursachen des Diabetes gehen noch immer weit auseinander.

Jeder Mensch hat in seinem Blut eine gewisse Menge Blutzucker, Glucose, etwa 80 bis 120 mg%. Wenn diese Menge steigt, also der Blutzuckerspiegel erhöht wird, sprechen wir von einer Hyperglykämie; sie ist sozusagen nur eine Vorstufe des Diabetes, denn erst wenn der Zucker im Harn erscheint (wo er normalerweise nicht vorkommt), sprechen wir von Diabetes mellitus - der Zuckerkrankheit.

Die Schwere der Erkrankung richtet sich nicht nur nach der Menge des Blutzuckers, der auf 300 und 400 mg% (und noch höher) , und nach der Menge des Harnzuckers, der von 0,1% auf 10% und höher ansteigen kann, sondern nach dem Erscheinen der sogenannten Ketonkörper Aceton, Acetessigsäure, Oxybuttersäure, Stoffwechselprodukte, die im normalen Harn nicht vorkommen.

Bei jedem, der eine zucker- bzw. kohlenhydratreiche Nahrung zu sich nimmt, steigt der Blutzucker für kurze Zeit an, der Überschuß aber verschwindet rasch - entweder wird er sofort verbrannt, oder er wird in den Reservestoff Glykogen verwandelt, der in der Leber aufgestapelt wird.

Dieser Vorgang wird gesteuert vom Mittelhirn, Zwischen- und Rautenhirn. Von dort werden die Befehle, die Impulse

an den Inselapparat in der Bauchspeicheldrüse weitergegeben, welcher durch die Bildung des Insulins dafür sorgt, daß
der Blutzuckerspiegel in normalen Grenzen bleibt.

Das
gefährliche
Leben des
Diabetikers

Seit mehr als 25 Jahren stellt man das Insulin fabrikmäßig
her, um den Zuckerkranken durch die Einspritzung dieses
Hormons ein normales Leben zu ermöglichen, so daß sie
unter gewissen Kostvorschriften körperlich und geistig voll
leistungsfähig sind und bleiben. Allerdings ist die tägliche
Einspritzung von Insulin, bei mittelschweren Fällen sogar
zweimal täglich, nicht nur eine pekuniäre, sondern auch eine
biologische Belastung. Vor allem fällt mir auf, daß sehr häufig zuviel Insulin gegeben wird.
Ich sah noch keinen Diabetiker, der (obwohl er von den
besten Klinikern auf eine gewisse Insulinmenge eingestellt
wurde) nicht wiederholt einen sogenannten hypoglykämi-
schen Anfall bekommen hätte und laut Vorschrift der Klinik
aus diesem Grunde Schokolade und Zucker bei sich führen
muß, um durch raschen Genuß des sonst verpönten Zuckers
der gefährlichen Hypoglykämie, dem raschen und lebensge-
fährlichen Absinken des Blutzuckerspiegels, entgegenzuwir-
ken und sogleich Zucker ins Blut zu bringen.

Besserung
des jugend-
lichen und
Heilung
des Alters-
diabetes

Durch die Heilatmung gelingt es nun, ohne Insulin den Diabetiker des mittleren Lebensalters zu heilen und den Diabetes des Jugendlichen zu bessern. Die Heilung, d. h. die Regulierung dem Blutzuckers auf normale Werte und das Verschwinden des Zuckers aus dem Harn, dauert gewöhnlich 14
Tage bis 4 Wochen. - Die Kostvorschriften sind dem Einzelfall angepaßt und weitgehend aufgelockert.
Allgemeine Richtlinien: Knappe, aber ausreichende Kost,
wenig oder kein tierisches Fett, dafür Pflanzenöle, Nußfette,
Kokosfette, mäßige Eiweißmengen, Vollkornbrot, Weizen-
keimlinge, Haferflocken, jedes Beerenobst, besonders Stachelbeeren (nicht vollreif), Äpfel, Trauben, Orangen, Zitro-
nen.

Frau N. M., 48 Jahre alt, Witwe, Gastwirtin, 160 cm, 62 kg; schweres Ekzem am Genitale mit stetigem Juckreiz. Leidet seit Jahren unter einem täglich nur wenige Stunden währenden leisen Schlaf. Harnzucker 5%, Blutzucker 358 mg%. Atemtherapie, kein Insulin.
Nach vier Wochen: Harnzucker 0, Blutzucker 128 mg%, Ekzem geheilt, schläft durchschnittlich 8 bis 9 Stunden, ohne zwischendurch aufzuwachen. - Bleibt gesund und leistungsfähig.

Fall 1: Nach vier Wochen fast normaler Blutzucker

Direktor J. H., 70 Jahre, 172 cm, 75 kg. Diabetes mellitus seit 15 Jahren eingestellt von einer Intern. Universitätsklinik - täglich 20 Einheiten Insulin. Trotzdem: Harnzucker 1,5%, Blutzucker 165 mg%. Sofortiges Einstellen der Insulininjektionen
(Bitte beachten Sie dringend: Dies erfolgte unter ständiger ärztlicher Kontrolle!!!).
Nach drei Wochen Atemtherapie: Harnzucker 0,1 bis 0,2%, Blutzucker 115 mg%. - Wird leistungsfähig, frisch und arbeitsfreudig. Nach 1 1/2 Jahren Nachkontrolle: Gesund.

Fall 2: Insulin fast sofort abgesetzt

Ing. K. C., 26 Jahre, 170 cm, 65 kg. Diabetes mellitus seit 4 Jahren; eingestellt von einer Intern. Universitätsklinik auf 40 Einheiten Insulin früh und 35 Einheiten abends. Harnzucker 0,2%, Blutzucker 168 mg%. - Hatte im Laufe der letzten zwei Jahre fünf hypoglykämische Anfälle. Beginn der Atemtherapie 15. 7. - Insulinmenge auf die Hälfte reduziert. Vom 15. 8. an gar kein Insulin, Atemübungen viermal 15 Minuten täglich, Freiluft, Baden, Schwimmen. Harnzucker: Spuren, Blutzucker 110 mg%. Fühlt sich vollkommen wohl und leistungsfähig. Gesund entlassen und trotz des anstrengenden Berufes als Betriebsingenieur gesund geblieben.

Fall 3: Insulin - erst reduziert, dann komplett abgesetzt

Diese wenigen Beispiele mögen hier genügen. Zur Erklärung der Heilung des Diabetes durch die Atemtherapie erinnere ich an folgende Tatsachen:
● Jede körperliche Tätigkeit bzw. leichte Arbeit ist dem Diabetiker nützlich und heilsam. - Er atmet tiefer, er bekommt mehr Sauerstoff. Der Zucker wird durch die Muskeltätigkeit verbrannt und sinkt dadurch im Blute.

Die Heilatmung bietet dem Körper mehr Sauerstoff dar, und dadurch wird die Verbrennung des Zuckers gefördert.

● Die bessere Durchblutung der Leber und der Bauchspeicheldrüse durch die Tiefatmung - nicht nur durch die Anregung des Kreislaufs allgemein, sondern auch durch Entspannung der Arteriolen - fördert die bessere Ernährung und Versorgung der Langerhansschen Zellen besonders der sog. B-Zellen, in denen das Insulin gebildet wird. Dadurch arbeiten diese Zellen besser und erzeugen mehr Insulin. Auf diese Weise kommt es zu einer Stärkung des Inselapparates, der zu eigener besserer Leistung wieder angeregt wird, die im Diabetes vermindert ist.

(Anmerkung: Heute weiß man, daß der Altersdiabetiker oft erhöhte Insulinspiegel aufweist, so daß diese Form des Diabetes eigentlich **keine Insulinmangelkrankheit**, sondern eine **Übersäuerungskrankheit** mit mangelnder Verbrennung von Zucker und verringerter Hormonempfindlichkeit ist)

● Im verlängerten Mark liegt ein Nervenzentrum, kurz das Zuckerzentrum genannt. Seit mehr als 100 Jahren ist der Zuckerstich bekannt: Stichverletzung oder auch starke Erschütterung dieser Gegend erzeugt experimentell einen echten Diabetes mellitus. - Wir wissen nicht, ob bei dem gewöhnlichen Diabetes des Menschen das Zuckerzentrum in dieser Gegend normal funktioniert. Aber wir wissen, daß die Tonusverhältnisse der verschiedenen Zentren im verlängerten Mark durch die Heilatmung geregelt werden.

Es ist sehr wahrscheinlich, daß das Zuckerzentrum, das in der unmittelbaren Nähe des Atemzentrums liegt, durch die bewußte Atmung richtig einreguliert wird. Die Heilung der Zuckerkrankheit wird mithin durch die Heilatmung von drei verschiedenen Stellen aus bewirkt.

Nicht die Insulingabe heilt.

Wir ersetzen durch die Insulingabe ja nur ein wichtiges Hormon. Anstreben müßten wir die Steigerung der Arbeitsleistung der B-Zellen im Pankreas, ihre Stärkung, ihre Heilung.

So sind auch die modernen Sulfonamide nur dann beim Diabetiker von Wert, solange die B-Zellen, wenn auch in ihrer Leistung vermindert, noch tätig sind. Die Gabe von 1 bis 2 Tabletten genügt. Denn sie sind ja keine Ersatzmittel des Insulin, sondern ein Reizmittel für die (scheinbar) unzulänglich arbeitenden B-Zellen. Sind diese aber bereits arbeitsunfähig oder abgestorben und ganz untätig durch Krankheit, dann kann die Steigerung auf höhere Dosen nichts nützen und nur noch der volle Ersatz durch das Insulin helfen.

(Anmerkung: Wie oben erwähnt liegt ein eigentlich Insulinmangel nach heutigen Erkenntnissen mehrheitlich nicht vor)

Die Einführung der Atemtherapie beim Diabetes durch mich vor mehr als 30 Jahren und ihre Erfolge haben natürlich die verschiedenen Yogis und ihre Adepten gelockt, auch diesen Strom auf ihre Äcker zu leiten, als ob ihre physiologisch falsche Atmung da eine besondere originale Leistung zu verzeichnen hätte. Eine ganze Reihe von Symptomen der vegetativen Dystonie werden außerdem durch die bewußte Atmung geheilt.

Kapitel 33

Yoga

Zwar hat man schon im alten Indien die Atmung als wichtigste Verbindung des Einzelwesens mit der alles umfassenden Gottheit hingestellt, doch verlor diese Lehre im Laufe der Jahrhunderte ihre Bedeutung. Die Sekte der Yogis hat dann später diese Beachtung des Atems nicht nur in den Mittelpunkt ihrer Lehre gestellt, sondern sie versuchte erstmals, durch die Beherrschung des Atems Macht über das Leben zu gewinnen.

Es ist bekannt, daß durch rasch wiederholte Tiefatmung bei Ruhe des Körpers, also im Sitzen und Liegen, ein Zustand entsteht, den man wissenschaftlich als „Apnoe" bezeichnet. In diesem Zustand braucht der Mensch nicht zu atmen, weil der spezifische Reiz auf das Atemzentrum, der infolge der Zunahme der Kohlensäure entsteht, fehlt. Wird sie durch Ausatmen aus dem Körper vollkommen entfernt, wie es durch heftiges, minutenlanges Tiefatmen bei vollkommener Körperruhe jedermann gelingen kann, dann fehlt das Reizmittel auf das Atemzentrum, der Körper stellt das Atmen ein. Diese Zeitspanne, die je nach Übung und Konzentration schwankt (bei uns dürfte sie wohl nicht länger als 2 Minuten währen), verlängern die Yogis durch Training. Sie glauben auf diese Weise nicht nur die Herrschaft über den eigenen Körper, sondern auch Herrschaft im geistigen Sinne zu erreichen. In der Zeit der Apnoe nämlich ist der Mensch der Autosuggestion und Fremdsuggestion besonders zugänglich. Die Yogis benutzen diesen Zustand, um ihre Anhänger mit ihren Ideen zu erfüllen.

Fehler der Atemtechnik

Wenn wir aber die Atemtechnik des Hatha-Yoga überprüfen, müssen wir feststellen, daß sich hier die schwersten Fehler finden. Wir haben also Veranlassung, davor ausdrücklich zu warnen.

Im Grunde maßt sich der Yoga an, unserer naturwissenschaftlichen Krankheitslehre (die sich mit den Begriffen

Vererbung, Konstitution, Erleben, Infekt, Verschleiß, Abnutzung, Verbrauch, Alterung usw. abstecken läßt) die Behauptung entgegenzusetzen, Krankheit sei innere Unausgeglichenheit. Diese Definition ist ohne Zweifel viel zu eng. Yoga verspricht Gesundheit jenen Menschen, die nicht gesund, aber auch nicht krank im normalen Gebrauch des Wortes sind. An sie wendet sich Yoga genauso wie das autogene Training, die „Christian Science" und die moderne Psychoanalyse. Dies ist ein Jahrtausende altes Mißverständnis:

Man brauche dem Patienten nur klarzumachen, daß er sich ein Leiden einbildet oder daß er infolge eines Fehltrittes, einer Sünde, eines unterdrückten Verlangens, krank sei, dann verschwinde durch das Gespräch hierüber und die Klarheit, die er gewinnt, die Krankheit.

Das geschieht vielleicht in 10% der Fälle, bei den übrigen 90% aber verliert sich das Leiden trotz jahrelangen Bemühens der zugezogenen Ärzte nicht. - Konstitution, Erleben und Wissen sind drei Kraftquellen, die nicht durch einander ersetzt, oder gar teilweise ausgeschaltet werden können. Wie oft kommt es vor, daß der Psychoanalytiker einen Patienten jahrelang und vergeblich behandelt

Der Yoga hat eine eigene laienhafte Physiologie, die absolut unrichtig ist, doch kann man nicht leugnen, daß in dem größten Irrtum manchmal ein Körnchen Wahrheit steckt. Wenn man aber das hervorhebt, darf man ja nicht den gewaltigen Ballast von Unkenntnis und Irrtum vergessen, der das winzige Körnchen umgibt.

Die Yogis sind auf ihre Lehre vom Wechsel der Atmung, auf den sog. „Prama-Yama" besonders stolz. Es ist der Kernpunkt ihrer Atemlehre, doch gerade hier steckt der größte physiologische Fehler. Wenn man lehrt: 3 Sekunden lang einatmen, 12 einhalten und 6 ausatmen, oder 8:32:16, oder gar 16:64:32, oder wie beim großen Prama-Yama gar 20 Sekunden einatmen, 80 Atem einhalten und 40 ausatmen - der Fehler wird immer größer.

Alle diese Atemübungen sind physiologisch falsch und geeignet, bei dem Schüler recht bald eine Erweiterung der rechten Herzkammer und eine schwere Lungenblähung zu erzeugen.

Die physiologische Erklärung dieser Schäden ist einfach. Durch das Verharren in der Einatmungsstellung wird die Lunge überdehnt. Wenn diese Dehnung durch regelmäßige Yogaübungen übertrieben wird, so wird nicht nur das elastische Gewebe und die Muskulatur der Lunge an der notwendigen Erschlaffung gehindert, sondern diese elastischen Elemente gehen überhaupt zugrunde, die überdehnten Alveolarsäckchen zerreißen, es beginnt das Lungenemphysem. Gleichzeitig wird der Brustkorb, in der Einatmungsstellung festgehalten, starr. Durch die von mir eingeführte Heilatmung geschieht das Gegenteil: Das erweiterte Herz wird gestärkt und kleiner, und der Beginn des Altersemphysems der Lunge auf Jahre hinausgeschoben.

Lungenüberblähung, Zerstörung von elastischen Fasern

Die Yogis möchten sich die Natur unterwerfen. Aber man sieht, wie kenntnisarm diejenigen sind, welche unsere Heilatmung mit dem Hinweis auf die Yogaatmung in Mißkredit bringen, oder gar vom Hatha-Yoga ableiten möchten. Das Gegenteil ist der Fall. Unsere Heilatmung ist der Yogaatmung streng entgegengesetzt. Wir folgen der Natur, die Inder, besonders die Yogis aber wollen die Natur zwingen. Sie möchten die Natur ihrem Intellekt unterwerfen, sich von den Gesetzen des Lebens lösen, überhaupt nicht atmen, die Kunst erlernen, auch lebendig begraben zu werden, ohne zu ersticken, um nach Stunden oder gar Tagen wieder aus dem Grabe aufzuerstehen.

Es ist im Geistigen dasselbe wie im Leiblichen. Dort lehrt der Yoga, die Glieder, Arme und Beine, wie dicke Seile umeinander zu schlingen, Übungen, die nur gelingen können, wenn die Gelenke gelockert sind und die Gelenkbänder überdehnt worden sind. Die Körperstellungen aber des Hatha-Yoga sind z. T. so schwierig, daß ein Gesunder viele Jahre braucht, um sie zu erlernen, der Kranke aber völlig außerstande ist, auch nur eine von ihnen schlecht nachzuahmen. Unsere moderne Gymnastik, besonders die Bodengymnastik, führt bei regelmäßiger Übung zu einer solchen Gelenkigkeit, Kraft und Grazie, daß sie den Hatha-Yoga an Wert weit übertrifft. Die modernen Adepten des Hatha-Yoga möchten, von den Erfolgen der Heilatmung angezogen, zu uns überwechseln. Wir wehren diese Versuche ab.

Der Natur folgen, aber sie nicht zwingen wollen

173

Kapitel 34

Netzhautschäden (Retinopathie)

Nicht genug der Wunder der Heilatmung!
Diesmal sei der Bericht über die erste Heilung der früher Retinitis angiospastica, jetzt auf meinen Vorschlag Retinopathie genannten Krankheit durch Atemtherapie gebracht:

Vor einigen Jahren kamen zwei Patientinnen aus Budapest wegen schwerer Hypertonie in meine Behandlung. Beide waren etwa 50 Jahre alt, der Blutdruck schwankte zwischen 210 und 190/100. Es handelte sich bei ihnen um eine essentielle Hypertonie. Die Frauen waren 14 Tage in meiner Behandlung und wurden ohne Medikamente, lediglich durch meine Atemtherapie, auf normale Blutdruckwerte gebracht.

Am 15. Tag erschienen beide in höchster Aufregung: „Wir sehen wieder, wir können seit gestern kleine Zeitungsdrucke lesen", sagten die Frauen. „Wir sahen zum ersten Mal genau ihr Gesicht, vorher sahen wir nur Umrisse."

Es stellte sich heraus, daß die beiden Frauen viele Monate vergeblich in der Budapester Universitätsaugenklinik wegen einer Retinitis angiospastica behandelt und als unheilbar mit einem Visus 1/10 entlassen worden waren. - Gedrillt in der modernen Auffassung, dem Facharzt nur die Beschwerden zu erzählen, die scheinbar in sein Fach gehören, hatten sie es unterlassen, mir von ihrem Augenleiden überhaupt zu berichten. Nach den ersten 3 Wochen unserer Kur war nun der Visus auf 1/2 gestiegen, der Blutdruck betrug 140/90.

Fall 1: Zwei Damen „sehen wieder"

Durch diesen unbeabsichtigten Erfolg auf dem Gebiet der Augenheilkunde aufmerksam geworden, achtete ich nun ganz besonders auf diese Fälle und hatte die große Freude, wiederholt bei Patienten, die aus internistischen Gründen zu mir gekommen waren, wenn sie außerdem an Retinopathie

Zwei Fälle stehen für viele

175

litten, allein durch die Heilatmung die Netzhauterkrankung zu bessern oder zu heilen. Wobei ich selbstverständlich vor Beginn und nach Beendigung der Behandlung jeweils Augenärzte mitkontrollieren ließ, um so mehr, als diese Patienten fast immer lange Zeit in verschiedenen Augenkliniken behandelt worden waren.

Die zwei nächsten Fragen, die zu beantworten sind, lauten: In welchem Stadium der Retinopathie kann die Heilatmung helfen?

Gibt es Dauerheilungen?

Es ist von vornherein klar, daß die Heilung eines Organs nur dann gelingen kann, wenn seine Gewebe noch nicht zerstört, bzw. durch die Bionekrose verschwunden sind. Die sog. Silberdrahtgefäße der Retina beweisen, daß es sich um Gefäße handelt, die dauernd durch einen übermäßigen Tonus gedrosselt sind; nicht nur sie und die Arteriolen, sondern auch die Kapillaren und ihre arteriellen Schenkel. Das Wunder der Heilatmung wirkt sich in der Erweiterung der arteriellen Strombahn aus. Die Retinazellen - mehr oder weniger geschädigt durch die Drosselung und die Verminderung der Blutzufuhr - werden durch die Versorgung mit Blut wiederhergestellt und dementsprechend steigt der Visus auf erstaunliche Werte; wenn man rechtzeitig mit der Atmung beginnt, kann man die Sehkraft auf fast normalen Werten halten.

Natürlich muß man die Atemübungen weiter fortsetzen.

Hier gilt die Regel: Nur regelmäßige Fortsetzung der Atemübungen schützt vor Rückfällen. So gibt es echte Dauerheilungen; denn nicht nur die Krampfzustände der Muskeln der Gefäße, sondern auch die der glatten Muskulatur im ganzen Körper werden durch die Heilatmung gelöst. Die Wiederherstellung der Stäbchen- und Zäpfchenschicht der Retina kann, wenn man die Dauerschädigung infolge des Hypertonus beseitigt, durch Organextrakte bedeutend gefördert werden.

Wenn diese, dem Nervensystem entstammenden Zellen noch nicht zu schwer geschädigt sind, gelingt ihre Regeneration allein durch die Heilatmung, die den zum Leben und zur Regeneration notwendigen Sauerstoff herangeführt hat.

176

Auch die Wegschaffung von Blutungen im inneren Auge gelingt durch die Heilatmung oft in verblüffender Weise.

Da ich ja keine augenärztliche Praxis führe, tauchen diese Fälle natürlich nur am Rande meiner Praxis auf. Vorher und nach der Behandlung untersuchen Fachärzte oder Universitätsprofessoren meine Patienten.

Dazu ein Beispiel:

Der Fabrikant Hermann K. aus Wien, 62 Jahre, 160 cm, 64 kg, kam wegen seiner Hypertonie in meine Behandlung. Sein Augenleiden behandelte der Direktor der I. Wiener Universitätsaugenklinik, Professor Dr. Pillat, schon länger als ein halbes Jahr ohne besonderen Erfolg. Der Patient hatte eine schwere Retinablutung. Sechs Wochen nach Beginn der Atemtherapie wird die Blutung aufgesaugt und der Visus normal.

Fall 2: Netzhautblutung aufgesaugt, Sehkraft normal

Herr Professor Pillat sandte mir, obwohl wir uns persönlich nicht kannten, spontan ein Anerkennungsschreiben, was ihm ganz besonders hoch anzurechnen ist, da er den Patienten vor mir ein halbes Jahr lang vergeblich behandelt hatte.

Ich habe im Laufe der letzten Jahre gerade ein Dutzend solcher Fälle zur Behandlung gehabt, bei denen mir die völlige Heilung gelang. Vor meiner Behandlung hatten verschiedene Augenärzte vergeblich behandelt.

Vor einem Jahr gelang mir die Heilung einer 35jährigen Patientin, Frau D. K. Sie war seit einem Jahr auf dem einen Auge völlig erblindet, weil sie eine profuse Blutung ins innere Auge, in den Glaskörper und in die Retina, bekommen hatte. Da sie bereits ein Jahr lang klinisch vergeblich behandelt worden war, stellte der gleich zu Anfang von mir zugezogene bekannte Augenarzt Dr. Litsch fest, daß der Fall hoffnungslos sei. - Nach 12 Behandlungswochen, Atemtherapie und Verstärkung der inneren Atmung durch die populär so benannte Sauerstoff-Blutwäsche, sah Frau K. auf dem erkrankten Auge völlig normal. - Die Nachuntersuchung des Herrn Dr. Litsch, deren schriftliche Festlegung ich in Händen habe, bestätigte das „Wunder" in vollem Umfange.

Fall 3: Einseitige Erblindung-hoffnungslos und doch geheilt (durch Sauerstofftherapie und Tiefenatmung)

Heilatmung bei grauem und grünem Star

Es würde zu weit führen, wenn ich über die sehr guten Leistungen der Heilatmung bei Patienten, die an Glaukom, Grüner Star, erkrankt sind, berichten würde. In einem der letzten Hefte der ärztlichen Zeitschrift „Ars medici" berichtet eine Augenärztin aus Tel Aviv über die Erfolge der Atemtherapie bei Glaukom, ohne meinen Namen zu nennen, obwohl ich vor 5 Jahren schon in der bekannten Zeitschrift „Ärztliche Praxis" (2/19,59) unter dem Titel „Augenheilkunde und innere Medizin" über Anwendung und Erfolge meiner Heilatmung beim Glaukom berichtet habe.

Kapitel 35

Physiologische Erklärung der Heilerfolge durch Atemtherapie

Um die Heilwirkung der Tiefatmung auf die durch die Blutdruckkrankheit bedrohten Menschen zu erklären, müssen wir uns daran erinnern, daß die Tiefatmung im Großen und Ganzen auf drei verschiedenen Gebieten ihre Wirkung entfalten kann.

- Auf dem rein mechanisch-physiologischen Gebiet durch die Veränderung der mannigfaltigen Druckverhältnisse bei der Atmungsbewegung
- Auf chemischem Gebiet, das wir als innere Atmung abtrennen können
- Und schließlich auf rein nervösem Gebiet.

Diese Gebiete können wir zwar auseinanderhalten, sie sind aber im lebendigen Körper natürlich miteinander verknüpft und fördern sich auch tatsächlich gegenseitig.

Die mechanisch-physiologischen Veränderungen bei der Tiefatmung des Hypertonikers laufen so ab:

Durch die vertiefte Einatmung wird mehr Blut aus den großen Venen in den Brustkasten hineingesaugt. Es erfährt also der Rücklauf des Blutes eine kräftige Steigerung. Dadurch kommt auch mehr Blut in die rechte Vorkammer und von dort in die rechte Kammer.

Gleichzeitig werden bei der vertieften Atmung die Lungen erweitert, und zwar werden nicht nur die Lungensäckchen aufgeblasen, die zum Teil verklebt waren, sondern dadurch auch eine große Zahl neuer Kapillaren eröffnet, die bei unvollkommener Einatmung geschlossen bleiben.

Die Lungen nehmen daher mit Leichtigkeit und ohne Widerstandsvermehrung mehr Blut auf. Ebenso wird das Blut leichter und rascher aus den Lungen in die linke Vorkammer zurückfließen, weil die Bewegung des Herzens bei der Diastole durch die Erweiterung des Brustkastens bei der vertieften Einatmung ebenfalls gefördert wird.

Bei der vertieften und verlängerten Ausatmung strömt das Blut rascher und leichter aus dem linken Vorhof in die linke Kammer.

Bei der Ausatmung steigt der Druck im Brustkasten und setzt sich auf alle Organe fort, ebenso auch auf das Herz, das also bei seiner Entleerung, seiner Systole, gefördert wird und sich daher leichter und vollkommener kontrahiert. So steigt das Schlagvolumen des linken Herzens, d. h., es wird mehr Blut in der Zeiteinheit aus dem Herzen in die Peripherie geworfen. Da die äußere Arbeit des Körpers, der sich ja bei der absichtlich vertieften Atmung ruhig verhält, nicht sonderlich gesteigert wird, wird durch die Vermehrung des Schlagvolumens ein Reiz auf die Druck- und Dehnungsrezeptoren ausgeübt, welche in der aufsteigenden Hauptschlagader (Aorta) liegen und im Carotis sinus.

Diese Dehnungs- und Chemorezeptoren sind Sinneszellen im Verlaufe der Aorta und der Carotiden; diese Zellen registrieren Drucksteigerung und Veränderung des CO_2-Gehaltes in diesen Arterien. Die Meldung dieser Sinnesapparate wird durch einen Zweig des Glossopharyngeus, des „Blutdruckzüglers", an das Vasomotorenzentrum im verlängerten Mark weitergegeben, worauf eine Senkung des Blutdrucks eintritt.

Die Blutdruckzügler sind also Nerven, die auf die Steigerungen des Blutdrucks in der Aorta aufs Feinste reagieren. Die Steigerung oder Senkung des Blutdrucks wird durch Veränderung der Spannung im gesamten Gefäßgebiet erreicht. Die Blutdruckzügler melden sozusagen die Steigerung des Blutdrucks dem Zentrum, und vom Zentrum gehen dann die Befehle aus, die durch eine Verminderung im Tonus der Ringmuskeln der Blutgefäße eine leichte Erweiterung der Gefäße verlassen und dadurch zu einer Blutdruckherabsetzung führen.

Bei der Tiefatmung wird der systolische Blutdruck immer mehr herabgesetzt als der diastolische. Auch in den vorliegenden Krankengeschichten ist das deutlich. Es ist also sicher, daß durch die vertiefte Ausatmung die Kontraktionsarbeit der Herzvorkammern und der Kammern mehr gefördert wird als die Erschlaffung des Herzens (Diastole). Es

fällt den Patienten auch im Anfang immer leichter, richtig und tief auszuatmen als kräftig einzuatmen.
Diese Wirkung der Ausatmung läßt sich auch auf den Röntgenbildern meiner Patienten nachweisen. Die dilatierten, erweiterten Herzen werden, wie ich schon vorher erwähnte, kleiner.

Nun zu den chemischen Wirkungen des Tiefatmens:
Bei der Vergrößerung der Atemtiefe wird mehr Sauerstoff dem Körper zugeführt. Es verbrennt daher eine Reihe von Abbauprodukten rascher zu Kohlensäure als vorher. Bei einer schwere sportlichen Leistung oder Arbeit wird eine Reihe von giftigen Stoffwechselprodukten, vor allem sog. Fleischmilchsäure und Kohlensäure, in vermehrten Mengen in das Blut ausgeschwemmt.
Dementsprechend wird bei der Vertiefung der Atmung auch mehr Kohlensäure in der Atemluft ausgeschieden.
Da die meisten Hypertoniker zu wenig atmen, ist ihr Säure-Basen-Gleichgewicht zugunsten der Säuren verschoben.
Deshalb versucht der Organismus der Hypertoniker, einen Überschuß an Säure bei der normalen Fleischkost in den Magen abzustoßen. Es kommt zur Übersäuerung des Magens, eine Reihe von Magenbeschwerden und saures Aufstoßen sind die Folge.

Vermehrte Sauerstoffaufnahme - Aktivierung der Verbrennung - intensive Entsäuerung

Allein durch die vertiefte Atemtätigkeit wird dieses Säure-Basen-Gleichgewicht wieder hergestellt, das natürlich nur verdeckt gestört ist, indem die Alkalireserven des Blutes, die schon früher erwähnten Puffersubstanzen, vermindert sind und erst durch die Tiefatmung wieder auf normalen Stand gebracht werden.
Auch die Ionenlage des Organismus, d. h. das Zusammenspiel der elektrisch geladenen Atome der verschiedenen Salze, wird verschoben. Es verschwinden durch die Tiefatmung Wasserstoff-Ionen, und basische Bestandteile des Blutes werden angereichert. Die Kalzium-Ionen werden vermehrt, und dadurch werden auch sämtliche Nervenzellen des Körpers beruhigt.

Tiefenatmung reguliert den Säure-Basen-Haushalt neu

181

Obendrein wird dadurch das Herz in die Lage versetzt, sich besser und kräftiger zusammenziehen zu können; denn es ist eine bekannte Tatsache, daß durch die Anreicherung des Blutes an Ca-Ionen das Herz gegenüber den verschiedenen Stoffen, die es zur Zusammenziehung anregen, besser und leichter arbeitet, als wenn die Ca-Ionen im Blut vermindert sind. Gleichzeitig werden auch die Kalium-Ionen im Blut verändert. Das Kalium-Ion ist, auch wenn es nur in geringen Mengen über den normalen Spiegel außerhalb der Zellen ansteigt, ein starkes Herzgift.

Alle pharmakologischen Maßnahmen zur Verminderung der Hypertonie laufen mithin in der gleichen Richtung wie die von mir eingeführte Tiefatmung, werden aber von der Tiefatmung bedeutend an Wirkung übertroffen; denn wenn man auch durch Kalk eine Beruhigung des Nervensystems und Kräftigung des Herzens, durch Jod eine Verminderung der inneren Reibung des Blutes, durch Herzhormone eine augenblickliche Kräftigung des Herzmuskels, durch Digitalis und die anderen Herzmittel in kritischen Augenblicken eine Verbesserung der Herzleistung und dadurch auch eine Herabsetzung des Blutdruckes herbeiführen kann, so wird doch durch die vertiefte Ein- und Ausatmung, wie ich sie lehre, dasselbe, wenn auch langsamer aber ohne Schädigung erreicht.

Sauerstoff rein, Kohlensäure raus

Das Wichtigste aber bei der vermehrten Aus- und Einatmung ist und bleibt die Ausscheidung der Kohlensäure. Die Kohlensäure wird durch eine besondere Regulation im Blut selbst auf ungefähr gleichem Druck erhalten. Sie ist das Anregungsmittel für das Atemzentrum; wenn sie fehlt, und man kann sie durch übertriebenes Einatmen für ganz kurze Zeit geradezu wegatmen, verschwindet der spezifisch anregende Reiz auf das Atemzentrum.

Es fehlt die Anregung zur Atmung, und der Mensch hört zu atmen auf.

Sie ist aber auch gleichermaßen ein starker Reiz auf das Gefäßnervensystem (Konstriktoren- und Dilatatorenzentrum, Abb. 23), von denen aus der Tonus, d. h. die Spannung und Länge der Gefäßmuskeln und der Kapillaren gelenkt wird. Durch was immer für Maßnahmen die Säurenmenge, und das ist ja vor allem im menschlichen Körper die Kohlensäu-

re, verändert wird, es sinkt dadurch der Reiz auf das Gefäßnervenzentrum.

Da das Konstriktorenzentrum (Gefäßspannungszentrum) das
Dilatatorenzentrum (Gefäßerweiterungszentrum) an Kraft
bedeutend übertrifft, so muß sich ein Absinken des Tonus in
Konstriktorenzentrum selbst äußern. Es sinkt dadurch der
Blutdruck.

Kapitel 36

Das Gefäßnervenzentrum

Das Gefäßnervenzentrum liegt ganz nahe bei dem Atemzentrum, im verlängerten Mark- unweit davon auch der
Vaguskern, von dem aus die Herzbewegung verlangsamt und
die Kraft der Zusammenziehung des Herzens herabgesetzt
wird. Das Atemzentrum ist kompliziert gebaut und besteht
aus einem Einatmungszentrum und einem Ausatmungs-
zentrum. Diese Zentren sind alle miteinander durch Nerven-
bahnen verbunden. Sie liegen, wie man sich ausdrücken
kann, in einem einfachen Nervennetz. Erregung kreist in
diesen Nerven wie das Wasser in einer Wasserleitung. Wenn
drei große Gefäße, die miteinander verbunden sind, sog.
kommunizierende Gefäße, ihre Auslaufleitung haben, so re-
gelt sich nach der Höhe, in welche sie selbst gehoben werden
und sich ihr Flüssigkeitsspiegel befindet, nun auch der Ablauf des Wassers aus den anderen Gefäßen. In unserem Fall
setzen wir nur statt des Wortes Gefäß „Zentrum", statt Flüssigkeit wieder „Erregung", und wir können das Bild ruhig
auf das vorliegende Schema übertragen (Abb. 23).
Das Geheimnis bei diesen Nervengefäßen aber liegt darin,
daß die Gefäße selbst Erregung, d. h. Flüssigkeit, zu bilden
imstande sind. In einem solchen geschlossenen Nervennetz,
kreist eine gewisse Menge von Erregung (Tonus). Sendet
nun ein Nervenzentrum, z. B. das Atemzentrum, Erregungen
an die Atmungsmuskeln, dann sinkt, bildlich gesprochen,
der Flüssigkeitsspiegel in dem Gefäß ab und bringt dadurch
auch notwendigerweise den Flüssigkeitsspiegel im nächsten
Gefäß zum Sinken. Deshalb fällt bei jeder Einatmungsbewegung der Tonus im Atemzentrum, aber auch in dem
benachbarten kommunizierenden Konstriktorenzentrum. Dadurch muß bei jeder Einatmung der Blutdruck etwas absinken und bei jeder Ausatmung etwas ansteigen, eine Erscheinung, die zwar bekannt, aber bisher ungeklärt war. Die kom-
plizierten Vorgänge im Nervensystem, die in Physiologen-
kreisen mit den Worten: Irradiation, Impuls, Balancement,

Übergewicht, intrazentrale Hemmung, Rückkoppelung geschildert werden, sind mit einem Male klar, wenn die Vorstellung von der kreisenden Erregung, die eben entwickelt worden ist, und die J. v. Uexküll erstmals bei wirbellosen Tieren beschrieben hat, angewendet wird.

Um dem Leser das Verständnis der Abbildung (Abb. 23) zu erleichtern, sei folgendes dazu bemerkt:

Das Schema des Rautenhirns ist so entworfen, als ob jemand hinter dem Nacken eines Menschen stehend durchsehen könnte durch Wirbel und Hinterhauptsknochen. Das Rautenhirn ist fast doppelt so groß als normal gezeichnet, um die Lage der Nervenzentren deutlich zu zeigen. Die schraffierte Stelle gibt die Lage der Substantia reticularis an, des übergeordneten Nervennetzes, das von mehr als 100 selbständigen Ganglienzellen gebildet, eine zentrale Schaltstelle ist. In dem Sagittalschnittschema des Gehirns und Rückenmarks ist die Lage der Subst. retic. als schraffierte Fläche zu erkennen.

Alle Sinnesmeldungen aus dem Körper: Hören, Tasten, Schmecken, Riechen, Spannung der Gefäße, Tonus werden von den entsprechenden Nervenkernen an diese Stelle weitergegeben, die sie ordnet und wie der rechte Pfeil andeutet, an die Großhirnrinde weiterleitet.

Der linke Pfeil zeigt, daß die Befehle der Großhirnrinde zu den effektorischen und motorischen Nerven, die jede Bewegung leiten, auch über diese Zentralstelle gehen.

Die kleine Anschwellung im verlängerten Mark V-Sagittalschnitt zeigt die Lage des Rautenhirns von der Seite.

Ein Blick auf das Schema des Rautenhirns: Das Atemzentrum kann dem Zwerchfell nicht direkt befehlen: Kontraktion, Zusammenziehung, sondern schickt seine Nerven durch das Rückenmark zum Kern des Nervus phrenicus P, des Zwerchfellnerven und dieser Kern gibt den Befehl durch den Nervus phrenicus an das Zwerchfell weiter, das sich darauf kontrahiert und als wichtigster Atemmuskel die Atmung unterhält. Ein Lungennerv LN ist mit einem Pfeil versehen und zieht zum Atemzentrum und gibt dort Meldung über den Zustand der Lunge, gedehnt und gespannt oder erschlafft und zusammengesunken.

Noch ein Nerv GN, ein Gefäßnerv ist eingezeichnet, der vom Vasomotorenzentrum entspringt und Befehle an die Blutgefäße - im Bilde solche des Herzens - übermittelt - zusammenziehen oder erschlaffen. So wird der Tonus der Gefäße und damit der Blutdruck reguliert. Die Verbindungen des Vaguskernes zum Herzen und zu den Lungen sind nicht eingezeichnet, um die Übersicht durch zuviel Linien nicht zu stören.

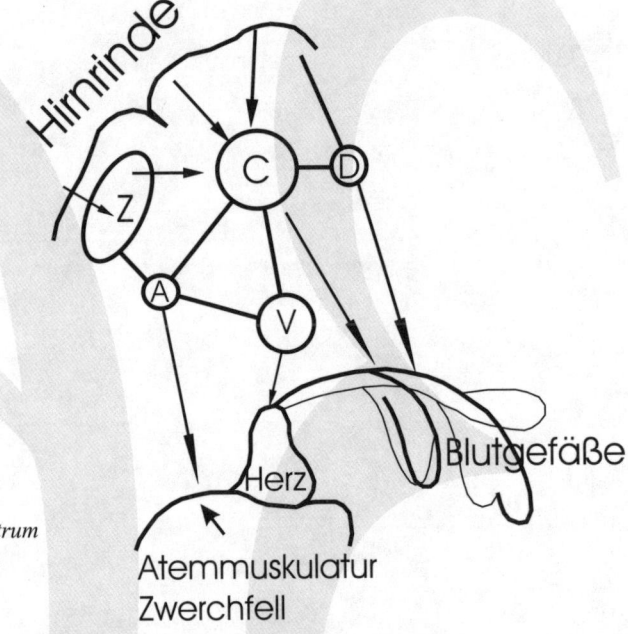

A = Atemtentrum
C = Konstriktorenzentrum
D = Dilatorenzentrum
V = Vaguskern
Z = Zwischenhirn

Abb. 23: Die angeführten Zentren liegen im verlängerten Mark, in einem Nervennetz, welches die Verschiebung von Tonus und Erregung von Zentrum zu Zentrum gestattet. Die Verbindungen der Hirnrinde zum Konstriktorenzentrum (Nervenfasern) sind als gerade Linie gezeichnet. Ebenso zu den Blutgefäßen, Atemmuskeln und zum Herzen. Das Zwischenhirn enthält die Oberleitung der vegetativen Zentren.

Kapitel 37

Erkrankung des Konstriktorenzentrums

Das Konstriktorenzentrum kann nun, wie ich schon oben ausführte, durch ein Übermaß an Reizen der Außenwelt erkranken. Die Menschen der großen Städte leben unter einer erhöhten Reizbeanspruchung ihrer Großhirnrinde, und ich habe schon einmal darauf hingewiesen, daß fast von jeder Stelle der Großhirnrinde aus das Konstriktorenzentrum in Erregung gesetzt werden kann.

Das wäre also eine Erklärung für die Einwirkung der Außenwelt bei Entstehung der Hypertonie.

So sind auch die therapeutischen Erfolge der Ärzte zu verstehen, die durch Ruhe, Schonung und Verminderung von Aufregungen gewisse Erfolge erzielen. Auch ich befürworte. diese Maßnahmen, weil bei manchen Kranken ein Übermaß von Erregung infolge des großstädtischen Lebens die Entstehung der Hypertonie begünstigt.

Auch rein psychisch, also auch von der Großhirnrinde aus, kann die Häufung von Erregungen zur Veranlassung der Hypertonie werden: Ungelöste Konflikte im Leben, schwere eheliche Zerwürfnisse und seelische Leiden können diese Krankheit herbeiführen.

Von den Ernährungsschäden, die durch das Überwiegen von sauren Bestandteilen im Körper das Gleichgewicht stören und dadurch ebenfalls eine Krankheit des Konstriktorenzentrums hervorrufen, haben wir schon gesprochen.

Kapitel 38

Alkohol

Doch müssen wir noch der anderen Genußgifte gedenken, die nicht direkt am Konstriktorenzentrum angreifen.

Zu ihnen gehört der Alkohol.

Es ist kein Zufall, daß der Alkohol dieselbe Rötung im Gesicht erzeugt, wie sie oft durch andere Schäden ausgelöst wird. Daher verbiete ich meinen Patienten den Genuß von Alkohol. Je nach der moralischen Energie des Patienten muß man den Alkohol entweder vollkommen verbieten oder auf ein Minimum beschränken. Die Wirkung des Alkohols auf die Kapillaren des Körpers zeigt sich sehr häufig im Gesicht. Wir kennen die roten und blauroten Trinkergesichter. Die Hypertoniker schauen häufig auch ohne Alkoholgenuß im Gesicht sehr rot, ja manchmal blaurot aus. Es liegt also ein ähnlicher Reiz auf die Kapillaren vor, wie bei der chronischen Alkoholvergiftung. Durch die Arbeiten von O. Miller und seinen Schülern ist nachgewiesen worden, daß es sich bei dieser Rötung um eine Kontraktorin des zuführenden arteriellen Schenkels der Kapillaren und um eine Erschlaffung des venösen Teiles handelt.

Ich kann daher mit ganz besonderer Freude darauf hinweisen, daß die Hypertoniker, bei welchen nicht der übermäßige Alkoholgenuß die Rötung des Gesichtes hervorgerufen hat, dieses Symptom ihrer Erkrankung durch die Tiefatmung regelmäßig verlieren. Das Zurückgehen dieser krankhaften Gesichtsröte habe ich in meinen Krankengeschichten stets verzeichnet. Es ist von guter Vorbedeutung für die vollkommene Heilung meiner Patienten durch die Atmung, wenn im Laufe der Kur die blaurote oder dunkelrote Gesichtsfarbe mit der deutlichen Erweiterung der kleinen Venen im Gesicht allmählich einer normalen Färbung Platz macht.

Rote oder blasse Gesichtsfarbe verschwindet durch die Heilatmung

Genauso gelingt es andererseits bei vielen blassen Hypertonikern, durch die Tiefatmung die blasse Gesichtsfarbe zum Verschwinden zu bringen. Es stellt sich auf den Wangen der Patienten eine Wangenröte ein, die sie schon seit Jahren nicht kannten. Die Patienten sehen gut aus und berichten, daß dies in ihrer Umgebung bemerkt wird. So ist auch der blasse Hypertoniker, wenn er nicht an einer echten Schrumpfniere leidet, durch die Atmungstherapie zu heilen. Allerdings dauert die Heilung gerade bei dieser Form der Hypertonie bedeutend länger, und die Erfolge sind erst nach 3 oder 4 Monaten meiner Therapie zu erwarten.

So kann ich gerade aus der jüngsten Zeit wieder über drei Fälle echter schwerster Blutdruckkrankheit bei zwei Frauen und einem Mann berichten, die an blassem Hochdruck litten, und die alle drei im Verlauf von einigen Monaten zu normalen Blutdruckwerten gebracht wurden. Auch bei ihnen stellten sich als sichtbare Zeichen ihrer Heilung die roten Wangen ein.

Kapitel 39

Tabak

Das Tabakrauchen, sowohl Zigaretten als Zigarren, verbiete ich meinen Patienten ausdrücklich.

Die Gefäßwirkungen des Nikotins und auch der besonders giftigen Nebenbestandteile, die im Rauch vorhanden sind, z. B. bei den Zigaretten die Pyridinbasen, die giftigen Wirkungen auf das Herz und auf die Gefäße sind zu bekannt, als daß ich sie besonders hervorheben müßte, und doch soll man immer die Patienten ganz besonders darauf aufmerksam machen, weil bei allem hygienischen Fortschritt unserer Zeit gerade das Rauchen zu einer allgemeinen Gepflogenheit der großstädtischen Menschen geworden ist, daß man immer staunt, wie kurzsichtig die einzelnen Personen mit ihrer Gesundheit wirtschaften.

Da viele Ärzte auch selber rauchen, haben sie nicht die moralische Autorität, den Patienten das Laster, an dem sie selbst leiden, zu verbieten und drücken sich um diese wichtige Frage herum. Ja, immer wieder erscheinen - von anonymen Kräften gefördert - Artikel, in denen die völlige Unschädlichkeit des Rauchens behauptet wird, im Jahre 1949 sogar auf Grund von angeblichen Tierversuchen, die kurzfristig unternommen, als Beweismittel für die Harmlosigkeit des Rauchens ganz ohne Gewicht und Wert sind. - Denn was soll das beweisen, daß der Blutdruck bei zehn Menschen unmittelbar nach dem Rauchen von zehn oder zwanzig Zigaretten nicht abgenommen hat und keine Veränderungen an den betreffenden Menschen auch nach einem Monat zu bemerken sind, wenn sie in dieser Weise weiter rauchen? Rein gar nichts, denn die Schädigung durchs Rauchen tritt besonders im Anfang gar nicht in Erscheinung, erst viel später stellen sich die Beschwerden ein, und auch dann sind sie sehr häufig solcher Art, daß sie gar nicht gleich als Raucherschäden zu erkennen sind.

Wir suchen nach Rechtfertigungen

**Rauchen
führt zu
Gefäßschä-
digungen**

Objektive Veränderungen, frühzeitige Arteriosklerose und Herzmuskelschäden findet man erst später. So haben auch häufig die Hypertoniker im zweiten und dritten Stadium viel geraucht.

Selbst bei diesen ist es mir gelungen, den Blutdruck, nicht nur normal zu gestalten, sondern auch das erweiterte Herz wieder zu verkleinern. Doch kann man nach den neuesten Forschungen schon nach dem Rauch einer Zigarette eine deutliche Kontraktion der Armarterie und eine Verminderung der Durchblutung des Armes feststellen. Die letzten großen Statistiken beweisen, daß der Herzinfarkt Zigarettenraucher dreimal häufiger trifft als Nichtraucher.

Kapitel 40

Andere äußere Schädigungen

Auch auf andere Gifte muß der Arzt achten. Der Genuß von starkem schwarzen Kaffee während vieler Jahre leitet ebenfalls die Hypertonie häufig ein.

Bei meinem Patientenklientel, das lediglich aus der privaten Sprechstunde stammt, spielt die Lues (Syphilis) nur eine kleine Rolle; die Betroffenen waren aber fast durchweg Männer, die gewöhnlich schon vor langer Zeit eine Lues-Infektion durchgemacht hatten und wo die Verbreiterung der Aorta einen Hinweis darauf gab, daß trotz der Salvarsan-Kur gewisse organische Veränderungen eingetreten waren. Selbst bei diesen Fällen hatte die Tiefatemkur vollen Erfolg.

Alle diese von außen herangetretenen Schäden sind aber kaum in 1/4 der Hypertoniefälle als eigentliche Ursachen anzuschuldigen und wenn man sie auch sorgfältig bei allen Patienten ausschaltet, so heilt die Hypertonie deswegen doch nicht aus, denn die eigentliche Hypertonie ist gewöhnlich eine selbständige Erkrankung des Konstriktorenzentrums. Dieses Zentrum erkrankt von innen heraus, bildet dauernd zuviel Tonus, und dementsprechend sind auch die Gefäßmuskeln in einer zu starken Kontraktion.

Sie haben, wie man sich ausdrückt, einen krankhaften Hypertonus.

Eine Unterscheidung zweier Arten der Hypertonie nach ihrer Entstehung: Umweltbedingt erworben oder von innen heraus entstanden - ist nicht möglich. Sie ist aber auch nicht notwendig, denn beide Arten gehen ineinander über und werden durch fortgesetzte Tiefatmung geheilt. Wenn der Tonus bei der Erkrankung von innen heraus im Konstriktorenzentrum dauernd krankhaft hoch ist, wird nach dem Schema der kommunizierenden Gefäße, das ich früher gegeben habe, durch die Befehle, die das Atemzentrum an die Atemmuskeln ausgibt - wissenschaftlich gesprochen, durch die Erregungen, die das Atemzentrum an die Atemmuskeln aussendet - der Tonus zuerst im Atemzentrum absinken und dadurch zwangsläufig auch der Tonus im Konstriktorenzentrum herabgesetzt. Wenn der Erregungsspiegel im Atemzentrum sinkt, dann sinkt auch der Erregungsspiegel im Konstriktorenzentrum.

Genauso verläuft die Heilung, wenn es sich um eine erworbene Hypertonie handelt, die durch Verminderung der Atmung oder durch ein Übermaß von Großhirnrinden-Erregung ausgelöst worden ist.

Kapitel 41

Krebs und Atmung

Ein besonderes Geheimnis umschleiert das Problem der Widerstandsfähigkeit gegen Krankheiten. Jede Krankheit kann erst dann zum Ausbruch kommen, wenn der Organismus erlahmt und den Angriffen, die er von Bakterien, den verschiedenen Virusarten, Giften in der Atemluft, im Wasser und in der Nahrung, zu bestehen hat, zugänglich wird. Auf der Höhe der Widerstandskraft prallen alle diese Angriffe ergebnislos ab, der Organismus wird eben nicht krank.

Jede Krankheit ist ein Antwortgeschehen - der wirklich Gesunde läßt sich zur Antwort nicht zwingen. Auch die Krebskrankheit, welche in den zivilisierten Ländern bedeutend im Zunehmen ist, kann einen Menschen erst ergreifen, wenn seine Widerstandskraft in geheimnisvoller Weise gestört ist. Die Widerstandskraft eines jeden ist nicht eine gleichbleibende Größe, sondern wechselt je nach psychischen und physischen Einflüssen.

Auf die seelische Komponente der Widerstandskraft, welche genauso wichtig ist wie die rein biologische, will ich hier nicht näher eingehen. Nur soviel: Lebensenergie, Freude, Zuversicht, Mut, innere Zucht, Beherrschtheit, Bejahung des Daseins, Naturverbundenheit, Vertrauen zur Allmutter Natur sind wesentliche Bausteine an der Größe der Widerstandskraft.

Störungen in der richtigen Ernährung, Störung in der Flüssigkeitszufuhr, in der Sonnenbestrahlung und nicht zuletzt in der richtigen Atmung können mannigfaltige Erkrankungen hervorrufen.

Auch die Krebskrankheit trifft den Menschen nicht wie ein Blitz aus heiterem Himmel, sondern ist in der Mehrzahl der Fälle das Ergebnis einer Summation von Schädigungen, welche erst dann, wenn ein gewisses Maß überschritten wird, die Krebskrankheit in Erscheinung treten bzw. zum Ausbruch kommen lassen. Dieses Maß ist gleichbedeutend mit der Widerstandskraft des Menschen.

Was heißt das:

Eine Gruppe von Krebszellen kann in einem Körper latent bleiben und ist erst unter bestimmten Bedingungen imstande, als richtige Krebskrankheit in Erscheinung zu treten ?

Das heißt:

Solange die Widerstandskraft des Körpers ungestört ist, kann eine Gruppe von Krebszellen dort oder da im Körper liegen, ohne daß der Mensch krebskrank wird.

Ja, wir wissen, daß Krebsnester auch durch die Aktivität der gesunden Umgebung vernichtet werden können.

Deshalb sind alle Versuche, allein mit dem Messer oder mit Radium oder Röntgenstrahlen den Krebs zu beseitigen, hinfällig, wenn nicht gleichzeitig die Widerstandskraft des Körpers so erhöht wird, daß es zu keiner Metastasenbildung oder Neubildung von Krebs kommt.

Haben wir ein Mittel in der Hand, die Widerstandskraft des Körpers und im besonderen die Widerstandskraft gegen Krebs zu erhöhen?

Ja, und ein Mittel, das jedem Menschen zu Gebote steht, ist

die Atmung,

und zwar die vertiefte Atmung in gesunder reiner Luft. Um diese Behauptung zu beweisen, muß ich ein wenig ausholen und versuchen, Ihnen über das Wesen der Krebskrankheit einige grundlegende Sätze einzuprägen.

Das Krebsgewebe besteht aus Zellen, welche ihre normalen Eigenschaften verloren haben; vor allem verlieren sie die Differenziertheit durch einen Prozeß, den wir am besten als eine Verlustmutation bezeichnen. Die Tumorzelle ist keine richtige Epithel- oder Schleimhautzelle, keine richtige Drüsenzelle mehr. sondern hat nach dem Verlust dieser sie charakterisierenden Eigenschaften und Merkmale eine andere Eigenschaft gewonnen: Das unbeschränkte Wachstum. So als hätte sie die geheime Rücksichtnahme auf die Umgebung verloren, vermehrt sie sich in vergrößerter Geschwindigkeit der Teilungsfolgen, und die normalen Zellen, die sie umgeben, werden erdrückt oder vernichtet.

Woher nimmt die Tumorzelle die Kraft zu ihren Teilungen, atmet sie auch wie das normale Gewebe, benötigt sie Sauerstoff? Nein, sie holt ihre Energie aus einem Gärungsvorgang. Wir sprechen von Gärung, wenn eine Zelle den Zucker bzw. die Kohlehydrate nicht durch ihre Atmungsfermente mit Sauerstoff zusammenbringt und aus dieser Oxydation die Energie zum Leben und zum Wachstum holt, sondern den Zucker selbst in Milchsäure verwandelt Es ist hier nicht der Platz, auf die feineren Details bei der Oxydation bzw. der Gärung einzugehen. Hier mag es genügen, darauf hinzuweisen, daß Oxydation sowohl Sauerstoffzufuhr als Wasserstoffwegnahme bedeutet.

Die Tumorzelle kann jedoch, weil ihr gewisse Fermente fehlen, auch den Wasserstoff nicht wegnehmen. Durch unsere Atmung aber, welche als sog. äußere Atmung von außen Sauerstoff ins Blut hineinbringt und als sogenannte innere Atmung die Zellen mit Sauerstoff versorgt, geschieht das gerade Gegenteil. Der normale, durch die Sauerstoffatmung bedingte oxybiontische Stoffwechsel ist das Gegenteil des Stoffwechsels der Tumorzelle, und jede Zelle, die normal atmet, ist von Beginn an eine Gegnerin der Tumorzelle, welche nicht atmet, sondern durch einen Gärungsvorgang lebt.

Aus diesem biologischen Grund ist äußere und innere Atmung ein wichtiges Gegenmittel gegen das Krebsgeschehen überhaupt.

Atmung als Gegenmittel des Krebsgeschehens

Wenn wir jetzt im besonderen unsere Aufmerksamkeit auf die Zunahme des Lungenkrebses richten, so erfahren wir folgendes: In den letzten 20 Jahren hat der Lungenkrebs außerordentlich an Häufigkeit zugenommen. Früher war der Lungenkrebs eine Seltenheit, jetzt ist er an vielen Stellen so häufig geworden, daß diese Erkrankung die erste Stelle der Krebstodesfälle besetzt.

Ein kleines Beispiel:

In Stettin waren im Jahre 1902 1,6% der Krebstodesfälle durch Lungenkrebs bedingt, im Jahre 1938 11,2%, also siebenmal soviel.

Wieso kommt es nun zur Zunahme der Erkrankungen an Lungenkrebs?

Warum ist Krebs so häufig?

Aus Arbeiten der Forscher wissen wir, daß der Lungenkrebs experimentell erzeugt werden kann, sowohl durch Pinselung der Haut mit verschiedenen Stoffen, besonders Teerbestandteilen, als auch durch Einatmung verschiedener Abgase. Die Experimente hierzu sind besonders wichtig und bieten uns einen Leitfaden aus dem Labyrinth der verschiedenen Einzelfälle.

Krebs und die Summation der Belastungen

Twort ist es gelungen, im Experiment folgendes nachzuweisen: Bei einem bestimmten Mäusestamm läßt sich durch Hautpinselung mit Gaswerkteer in 18% der Fälle Lungenkrebs hervorrufen. Wenn man aber zur Kontrolle 100 andere Mäuse desselben Stammes neben der Pinselung auch die giftigen Abgase, z. B. Mineralöldämpfe, einatmen läßt, dann erkranken 80% der Mäuse an Lungenkrebs.

Man kann daraus mit Sicherheit schließen, daß diese Abgase krebserregend sind, besonders bei solchen Lebewesen, welche schon auf andere Weise krebsgefährdet sind. Wir alle aber, die in der Stadt leben, sind durch die moderne Entwicklung der Lebensmittelindustrie, durch den Tabakmißbrauch, vor allem aber durch die Verpestung der Luft infolge der Abgase der Autos und der Fabriken krebsgefährdet; wenn einer auch nicht raucht, er ist doch oft gezwungen, in rauchigen Lokalen zu verweilen.

Es ist kein Zufall, daß unter den 86 Lungenkrebsfällen eines bestimmten Spitales nur drei Nichtraucher waren, daß nach einer großen Statistik unter 605 Männern mit Lungenkrebs nur 1,3% Nichtraucher sich befanden, und daß nach einer anderen Statistik, wenn man von den Lungenkrebsfällen ausgeht, 99,7% der Erkrankten Raucher waren. Nun fragt es sich, ob das Nikotin vielleicht selbst krebserregend sei; aber es hat sich herausgestellt, daß im Rauch nicht das Nikotin, sondern die Teerbestandteile die krebserregenden Gifte sind. Aber auch durch die Inhalation von Teerstaub kann man Lungenkrebs erzeugen.

Sauerstoffmangel erhöht Krebsanfälligkeit

Was folgt nun aus diesen Arbeiten von Twort?
Die Tiere, welche mit Teer gepinselt wurden und in frischer Luft atmeten, bekamen nur zu einem Bruchteil Krebs; da-

200

durch aber, daß man sie Mineralöldämpfen aussetzte, wurde die Krebshäufigkeit fast auf das Fünffache gesteigert. Die Einatmung frischer Luft ist also ein wesentlicher Faktor, um die Entstehung von Lungenkrebs zu verhindern. Schon die Verminderung des Sauerstoffgehaltes der Luft von 20% auf 13% läßt die durchschnittliche Krebshäufigkeit auf das Doppelte ansteigen, wie Campbell an Mäusen zeigte.

Es folgt daher für den Stadtmenschen mit aller wissenschaftlichen Deutlichkeit, daß er, um sich gesund zu erhalten, immer wieder frische Luft atmen muß. Wenn einer schon gezwungen ist, sich eine Zeitlang in der schlechten Luft unserer Straßen, welche durch den Auspuff der Autos geradezu vergiftet ist, zu bewegen oder längere Zeit aufzuhalten, so muß er doch immer wieder durch Einatmen frischer Luft die chronischen Reizzustände ausschalten und den Schädigungen entgegenwirken.

Es ist also nicht gleich, wo man atmet und was man atmet; denn wir sind wirklich auf Schritt und Tritt von unheimlichen Krebsgefahren umgeben.

Ob einer nun Rauch oder die giftigen Auspuffgase der Autos oder den Staub der Asphaltstraßen einatmet oder sich durch die Konservierungs- und Färbemittel der Lebensmittelindustrie, wenn nicht Krebs des Magens so doch eine Krebsbereitschaft zuzieht. Er setzt die Widerstandskraft seines Körpers gegen krebserregende Schäden herab. Noch hat der Krebsträger die Möglichkeit, mit Hilfe seiner gesunden Zellen die Krebszellen zu ersticken. Aus Tierexperimenten wissen wir, daß 100 oder 1000 Krebszellen ohne weiteres von den gesunden Zellen überwunden werden. Erst wenn etwa 12000 der bösartigsten Tumorzellen (und das Doppelte oder noch mehr von verhältnismäßig gutartigen Tumorzellen) beisammen sind, kann ein Wachstumsvorstoß des Krebses erfolgen.

Deshalb handelt es sich gerade am Anfang der Erkrankung darum, ob die Widerstandskraft der gesunden Zellen und die normalen Abwehrkräfte im Blut stark genug sind oder nicht, um dem Angriff der Krebszellen Einhalt zu gebieten. In dem

Rauch, Abgase, Chemikalien...

Atmung beugt vor und bessert die Widerstandskraft

201

einen Fall kommt es zur Abkapselung des Tumorkeimes, zu seiner Erstickung und seinem Absterben, im anderen Falle zur wirklich schweren Krebserkrankung. Durch regelmäßige Atmung von frischer Luft beugt man der Entstehung der Krebserkrankung und insbesondere der des Lungenkrebses vor, und jeder wird mir zustimmen, daß es richtiger ist, vorzubeugen, als es auf eine schwere Operation ankommen zu lassen. Wenn aber die Krebserkrankung deutlich zutage getreten ist, dann kann man durch Vertiefung der Atmung und Sauerstoffzufuhr doch wenigstens die Wachstumsgeschwindigkeit der Krebszellen vermindern.

Daher sollte jeder Krebskranke eifrig die systematischen Atemübungen durchfuhren, um den gesunden Zellen im Wettlauf mit den Krebszellen den biologischen Vorsprung zu sichern und ihre Widerstandskraft zu erhalten. Auf eine kurze Formel gebracht:
Sauerstoff ist Lebenselexier für die gesunde und Gift für die Krebszelle.
Begnügen wir uns mit dem Sauerstoff in reiner Luft und hüten wir uns vor der Einatmung von reinem Sauerstoff, denn der reine Sauerstoff ist schweres Gift für jede Zelle!

Frische Luft und tiefes Atmen

Zusammenfassend können wir sagen: Durch das regelmäßige Atmen in reiner Luft läuft ein Vorgang ab, der dem Leben der Krebszelle widerspricht und zuwider ist. Wer regelmäßig in reiner Luft tief atmet, arbeitet dem Entstehen und Wachsen des Krebses entgegen.
Dies ist aber nur eine Teilleistung der Atmung, die vielfach bereits anerkannt ist. Man versucht die Arbeiter in den Bergwerken, welche durch Einatmung von Steinstaub häufig Lungenkrebs bekommen, dadurch zu schützen, daß man sie grundsätzlich feuchte reine Luft einatmen läßt, um die Lungenbläschen von dem giftigen Staub zu reinigen und sozusagen auszuwaschen. Zum zweiten bezieht sich die Leistung der Atmung aber auf den ganzen Körper.
Die Widerstandskraft eines jeden Säugetieres und insbesondere des Menschen steigt mit kräftigerem und tieferem Ein- und Ausatmen in guter Luft. Ein gesunder Mensch, dessen

Stoffwechselschlacken durch die richtige Verbrennung, d. h. Atmung, auf niedriger Stufe gehalten werden, dessen Gewebe durch die Atmung richtig durchblutet und mit Sauerstoff reichlich versorgt werden, hält sich nicht nur frei von Krankheit, sondern hält auch die Tumorzellen nieder, die dort oder da im Laufe des Lebens entstehen können: Er wird krebshart.

Auf und arbeitet daran!

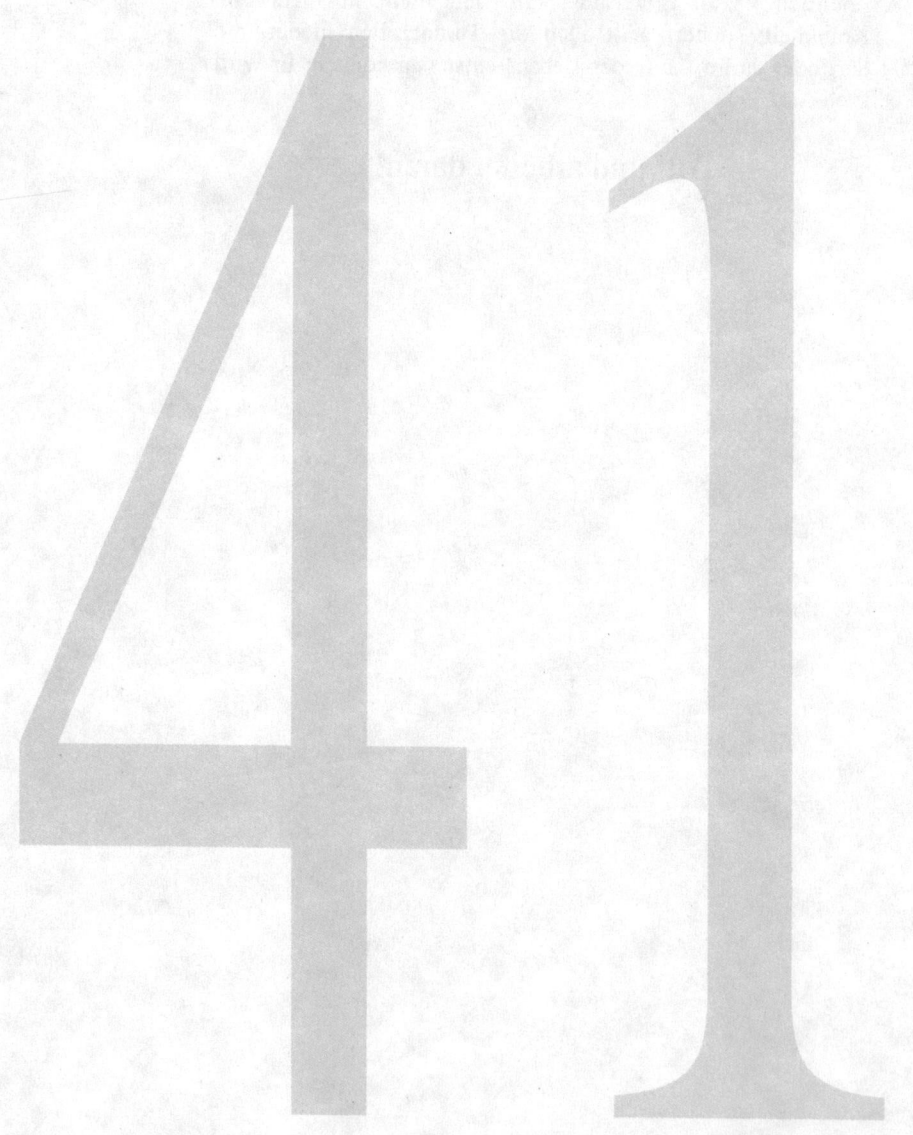

Kapitel 42

Zusammenfassung

Die Heilung der Hypertonie erklärt sich zwanglos durch die Tiefatmung; denn es ist ein Gesetz bei allen Organismen, die Nerven besitzen, daß die Erregung in einer Nervenbahn desto leichter und rascher abläuft, je öfter dieser Vorgang wiederholt wird. Das Erlernen komplizierter Bewegungen und die Erleichterung aller unserer körperlichen Übungen bei Wiederholung geht auf diesen Vorgang der Bahnung zurück. So wird auch durch die Wiederholung der Tiefatmung der Weg vom Konstriktorenzentrum zum Atemzentrum gebahnt, die Erregung fließt leichter von dem Konstriktorenzentrum ab, es wird auf diese Weise von seinem Hypertonus befreit und geheilt.

Deshalb ist das systematische Tiefatmen das einfachste und sicherste Heilmittel der Hypertonie und der beginnenden Arteriosklerose. Der erhöhte Blutdruck sinkt früher oder später um einige Zentimeter Quecksilber ab, und wenn er auch im Anfang auf die Ausgangswerte zurückgeht, so gelingt es, durch die systematischen Atemübungen den erhöhten Blutdruck bald zur Norm zurückzuführen, das Herz zu entlasten und zu kräftigen, was sich nicht nur in der Verkleinerung des Pulsdruckes deutlich zu erkennen gibt, sondern vor allem in der von mir entdeckten, fast regelmäßigen Verkleinerung der erweiterten und vergrößerten Herzen, die durch eine echt physiologische und dadurch auch natürliche Tonuszunahme der Herzmuskelfasern zustande kommt.

Die subjektiven Beschwerden, die Folgen der chronischen Blutdruckerhöhung verschwinden, dem blassen Patienten kehrt die Wangenröte zurück, die allzu roten bekommen wieder normale Farben. Alle anderen Mittel, Massage- und Badekuren und Veränderungen der Nahrung - Rohkost - wirken in der gleichen Richtung, aber lange nicht so durchgreifend wie eine richtig durchgeführte Atemkur. Gewiß ist die Höhe des Blutdrucks ein objektives Zeichen, und dennoch haftet auch seiner Messung eine Reihe von Fehlern an. **Mindestens**

so wertvoll wie alle Laboratoriumsmethoden ist die Prüfung durch das Leben selbst.

So mancher Patient, der vor den Atemübungen nicht mehr Treppen steigen kann, auch keine 100 Meter mehr zu gehen vermag, ohne vor Atembeklemmung stehen zu bleiben, scheut nach der Kur weder Treppen noch Wanderungen, sogar im Gebirge. Diese Tatsache ist wichtiger als irgendeine physiologische Teilprüfung im Laboratorium oder Sprechzimmer. Die Zunahme der Vitalkapazität, die Verlängerung der Ausatmungszeit, die Fähigkeit, nach tiefer Einatmung kürzer oder länger den Atem anzuhalten, die geringere Veränderung der Pulszahl nach Bewegung und das rasche Wiedernormalwerden des Pulses, schließlich die relative Unveränderlichkeit des Blutdruckes nach Anstrengungen sind die bekannten Zeichen für die Leistungszunahme des Herzens, die ich bei meinen Patienten immer wieder nach einer Atemkur beobachte.

All diese Zeichen stellen sich zur großen Freude des Kranken und nicht geringeren Freude des Arztes ein, schon nach den ersten 3 bis 4 Wochen einer solchen Atemkur gleichsam als Geschenk der Natur an die, die so darum ringen, und erweisen in der gleichen Richtung die Zunahme der Kraft und die Leistungssteigerung des Herzens. Die systematische Tiefatmung formt das Herz, die Funktion schafft sich die Gestalt. Es ist ein Sieg des Geistes, der dem Wirken der Natur lauscht, über erstarrte Form und Krankheit.

Kapitel 43

SCHLUSSWORT

Ich habe auf Grund jahrelanger Beobachtungen den Satz vertreten, daß infolge der örtlichen krampfhaften Verengung oder Konstriktion der Gefäße, z. B. in der Niere ischiaemische Prozesse, Erstickungsprozesse vor sich gehen, die das langsame Absterben der verschiedenen funktionellen Bezirke in der Niere zur Folge haben. Schließlich wird ein Stadium erreicht, das dem einer Schrumpfniere vollkommen entspricht. Die Arteriosklerose, die in den Nierengefäßen als Folge der Ischiaemie auftritt, ist die Folge der chronischen Erstickung. Es läuft in der Gefäßwand selbst ein chronischer Erstickungsprozeß ab.

Dies gilt in weiterem Umfange auch für alle anderen Organe, besonders aber auch für die Atheromatose des Gehirns und für die Arteriosklerose im allgemeinen. Deshalb auch die therapeutischen Erfolge, die ich durch die Atemtherapie auch bei Arteriosklerotikern zu verzeichnen hatte, selbst dort, wo es sich um weit vorgeschrittene Fälle zentraler Atheromatose handelt. Denkunlust, Müdigkeit, Abgeschlagenheit, Druck im Kopf, Schwindel, Gedächtnisschwäche, Depressionszustände bis zu beginnenden Verblödungsprozessen, die zum Teil von Hemiparesen und Hemiplegien, Erweichungsherden oder multiplen kleinen Blutungen gefolgt waren, sind unter der Atemtherapie bedeutend gebessert worden oder rascher zurückgegangen als man hoffen durfte. Ich darf diese neue und wichtige Erkenntnis auf die kurze Formel bringen:

Die Arteriosklerose ist eine chronische Erstickung.

Da ich im Beginn meiner Entdeckung den Bereich der Heilatmung nicht so weit absteckte, sondern vor allem die Blutdruckkrankheit zu heilen suchte, war ich selbst freudig überrascht, als auch diese Fälle zentraler Atheromatose durch die Atemtherapie günstig beeinflußt werden konnten, ja Stillstand und Rückbildung erzielt wurden, und zwar unmittelbar während einer 4- bis 6- wöchigen Atemkur, so daß an einer ursächlichen Beziehung zwischen Heilatmung und weitgehender Besserung nicht zu zweifeln ist. Die lebensunlustigen, schwer deprimierten Menschen bekommen wieder Interesse an sich und ihrer Umgebung, es steigen Lebensmut und Lebensfreude, auch bei älteren Menschen, die wieder geistig rege wurden. Auch die starke zentrale Erregung, die sich bei diesen Kranken immer findet, verschwindet, und die Kranken, die nicht mehr schlafen konnten und vorher dauernd unter schweren Schlafmitteln gehalten wurden, schlafen wieder von selbst die ganze Nacht durch, kurze Zeit nachdem mit der Heilatmung begonnen wurde.

Richtige Atmung entspannt, reguliert, räumt weg und durchblutet besser

Die Heilatmung bewirkt auch eine auffallend rasche Besserung der zahlreichen Ausfallserscheinungen nach den verschiedenen apoplektischen Insulten, Schlaganfällen und bei Erweichungsherden. Es handelt sich dabei oft nicht einmal um Absinken des Blutdruckes, weil die zentrale Atheromatose nicht immer mit bedeutender allgemeiner Blutdrucksteigerung einhergeht, sondern um die bessere Durchblutung des Gehirns, denn auch arteriosklerotische Gefäße im Gehirn werden durch die Heilatmung entspannt und besser durchblutet, so daß die Regenerationsfähigkeit, Wegräumung von Blutungsherden und das Eintreten von neuen Regulationsstellen deutlich leichter und rascher abläuft als bei unbehandelten oder nur mit Medikamenten behandelten Kranken.

Die Netzhaut, das sauerstoff-sensibelste Gewebe

Auch die Retinitis angioapastica, besser Retinopathia (Netzhautverödung durch Gefäßkrampf), die man früher für ein Zeichen primärer Nierenerkrankung hielt, ist ein Symptom der allgemein krankhaften Gefäßzusammenziehung. Wenn meine theoretischen Überlegungen richtig sind, müßte auch sie durch Atemtherapie geheilt oder mindestens gebessert werden, solange sie im Anfangsstadium ist und noch nicht zu einer Retinamalakie, einem Absterben der Netzhaut, geführt hat. Und tatsächlich ist die Retinitis durch meine Atemtherapie weitgehend zu bessern. Die Patienten beginnen schon wenige Tage nach Beginn der Atemtherapie besser zu sehen. Die Sehschärfe nimmt zu, das eingeengte Gesichtsfeld wird wieder größer - die kontrollierenden Augenärzte, darunter bekannte. Universitätskliniker, sparten an den Patienten nicht mit dem Ausdruck ihrer Verwunderung. Es ist daher die Pflicht eines jeden Arztes, bei dieser Erkrankung die Heilatmung als wichtiges Heilmittel anzuwenden. Die bessere Durchblutung der Retina, die Abnahme der krampfhaften Kontraktion in allen Retinagefäßen, den „Silberdrahtgefäßen", wie sie durch die Augenspiegeluntersuchung mit aller Deutlichkeit festzustellen ist, gibt einen neuen, schönen Beweis für die Richtigkeit meiner Auffassung und meiner Heilmethode.

Es wird jetzt an zahlreichen Stellen in der medizinisch-wissenschaftlichen Welt daran gearbeitet, den Blutdruck im Auge allein zu bestimmen. Der Nichteingeweihte wird im ersten Augenblick erstaunt fragen: „Ja, kommt es denn vor, daß der an der Radialis bestimmte Blutdruck ein anderer ist als der z. B. im Auge, genauer gesagt, in der Retina?" Darauf lautet die Antwort: „Es ist möglich, daß es an bestimmten Stellen des Körpers in einzelnen Organen zu Blutdrucksteigerung infolge krankhafter Zusammenziehung der Praekapillaren kommt, unabhängig vom allgemeinen Blutdruck, und die durch die Blutdruckmessung am Arme nicht erkannt werden kann." Das ist eine neue Erkenntnis - unsere Aufmerksamkeit aber wendet sich nicht nur dieser Tatsache zu, um deren exakte, unblutige Feststellung jetzt gerungen wird, sondern wichtiger sind die therapeutischen Folgerungen, die ich daraus ableite, und die den Kranken, die an lokalen Blutdrucksteigerungen leiden, Hilfe und Heilung bringen. Denn die Ärzte begnügen sich damit, solchen Kranken, die an Blutdrucksteigerung im einzelnen Organ, z. B. im Auge, leiden, ganz genau mitzuteilen, wie hoch ihr Blutdruck ist. Das ist sehr schön und wichtig, aber wichtiger ist es für den Kranken zu wissen, was er gegen diese lokale Blutdrucksteigerung machen soll.

Der therapeutische Nihilismus, den ich in meinen verschiedenen Büchern und Publikationen angegriffen habe gibt sich mit der Diagnose zufrieden und vergißt, daß der kranke Mensch mehr als Erkenntnis - nämlich Heilung - will. Die bringt ihm die Heilatmung.

Durch sie wird die Blutdrucksteigerung nicht nur im allgemeinen, sondern auch in einzelnen Organ beseitigt, und so erklären sich die Erfolge auf einem viel, viel weiteren Gebiet, als ich ursprünglich selber annahm und wissen konnte. Das habe ich erst im Laufe einer zwanzigjährigen Arbeit erfahren und beobachtet. Es würde den Rahmen dieses Buches sprengen, nun ausführlich alle Krankheiten zu besprechen, welche durch die systematische Tiefatmung geheilt werden können, ich möchte aber wenigstens eine Zusammenstellung der Krankheiten geben, welche dieser Therapie zugänglich sind.

Wirkungsbereich der Heilatmung:

A.Alle Krankheiten, die auf ursprünglicher allgemeiner Gefäß- und Blutdruckstörung beruhen.

I. **Blutdruckkrankheit (Genuine Hypertonie),**
II. **Hypotonie** (Unterdruckkrankheit),
III. **allgemeine Arteriosklerose,**
IV. **auf Einzelorgane beschränkte Gefäßverkrampfung:**
Angina pectoris, Herzkrampf,
Lunge: Emphysem, chron. Bronchitis,
Darmspasmen, Blähsucht, chronische Obstipation infolge Darmträgheit,
Leberanschoppung, Gallenstauung, beginnende Leberzirrhose, der Diabetes des reifen Alters,
Nierenstauung, chron. Hyperämie, Nierenischiämie und Nierensklerose, Niereninsuffizienz (-schwäche),
Potenzabnahme infolge verminderter Blutversorgung der Genitalien,
Gefäßkrämpfe im Gehirn, Atherosklerose des Gehirnes, Hirnschlag und darauffolgende Lähmungen,
krankhafte seelische Veränderungen,
Retinopathie (Krämpfe in den Netzhautgefäßen),
Atherosklerotische Prozesse im inneren Ohr (Schwindel),
Dysbasia angiospastica (Hinken infolge von Krampfzuständen der Gefäße der Muskulatur),
Akroparästhesien, Neuralgien auf arteriosklerotischer Grundlage,
Paradentose (gute Erfolge lt. Mitteilung einiger meiner Schüler),

V. Diabetes mellitus. Die Zuckerkrankheit des mittleren und reifen Lebensalters.

B. Alle Krankheiten, die durch Tonisierung und Kräftigung des Herzens gebessert und geheilt werden:

Herzinsuffizienz,
Pankarditis und Endokarditis (subakut, chronisch oder im Abheilen begriffen),
alle Klappenfehler (auch die dekompensierten, die gleichzeitig medikamentös oder durch physikalische Maßnahmen behandelt werden),
Myocarditis,
Myodegeneratio,
Fettherz,
Basedowherz.

C: Alle Nierenerkrankungen, die durch eine abklingende infektiöse Nephritis mit Blutdrucksteigerung hervorgerufen sind.

D. Lungenerkrankungen, und zwar besonders die chronische Bronchitis und das Lungenemphysem.

E. Pleuritische Exsudate, Verwachsungen und Schwartenbildung zwischen Lunge und Rippenfell.

F. Lösung und Beseitigung der Verwachsung des Zwerchfells.

G. Veränderungen am Skelett im besonderen Verbiegungen an der Wirbelsäule und den Rippen.

H. Veränderungen in der Psyche, besonders im Kindesalter, wenn durch minderwertige und schlechte Mundatmung Intelligenzdefekte auftreten.

Schließlich möchte ich zusammenfassend noch folgendes betonen:
Mit den Atemübungen kann man ein erweitertes, krankes Herz verkleinern und tonisieren und ein zu kleines Herz vergrößern - man kann aber auch ein gesundes Herz durch falsche Anwendung der Atmung schädigen, ein krankes Herz unter Umständen noch kränker machen.

Allgemeiner gesprochen: Man kann einem Kranken durch die Heilatmung helfen und ihn heilen, man kann ihm aber auch schaden. Der Arzt allein ist imstande, zu beurteilen, in welchem Umfang und in welchem Maße der Kranke die Heilatmung anwenden darf und soll.

**Verzeichnis der einschlägigen Arbeiten von
Dr. med. et phil. Lothar Gottlieb Tirala,
o. ö. Universitätsprofessor a. D.**

1914 Über den Tonus der Muskulatur. Biologische Gesellschaft, Wien.
1917 Über den Tonus. Zeitschrift für Biologie, Bd. 65, Heft 1 u. 2.
1918 Zentrale Tonussteuerung. Experimentalarbeit, Physiol. Institut, Wien.
1928 Blutdruck und Atmung. Naturforscher- und Ärztekongreß Hamburg.
1929 Hypertonie und Atmung. Wiener klinische Wochenschrift Nr. 5.
1933 Kreislauf und Atmung. Veröffentlichung im ärztl.-wissenschaftl. Verein in Brünn.
1934 Neue Wege der Heilkunst. Med. Welt Nr. 24 u. 25.
1934 Die Behandlung des hohen Blutdruckes durch Atemübungen. Umschau Heft 37 u. 38.
1935 Medizin und Biologie. Ärzteblatt für Bayern.
1936 Erfolge und Erfahrungen bei der Blutdruckkrankheit. Umschau.
1936 Die Wirkung des Tiefatmens auf das Herz der Hypertoniker. Med. Welt Nr. 47.
1937 Die Wirkung des Tiefatmens auf den Blutdruck. Deutsche med. Wochenschrift Nr. 3, S. 92.
1941 Heilatmung bei Herz-, Gefäß- und Kreislaufkrankheiten. Gesundes Leben Nr. 12.
1943 Heilatmung. Reclamverlag, Leipzig. Vergriffen. 80 Seiten.
1944 Die wissenschaftlichen Grundlagen und der Erfolgsbericht der Heilatmung. „Die Wissenschaft."
1950 Atemübungen im Dienste des Kreislaufes. In „Verhandlungen der deutschen Gesellschaft für innere Medizin", 56. Kongreß, 1950.
1952 Die Bedeutung der Heilatmung in „Neuzeitliche Gesundheitsfragen". Verlag: Österr. Gesellschaft für Erforschung und Bekämpfung der Krebskrankheit.

1953 Zur Pathogenese der Hypertonie in „Verhandlungen der deutschen Gesellschaft für innere Medizin", 59. Kongreß.

1954 Niereninsuffizienz in „Die Therapiewoche", August, Heft 54.

1954 Die physiologischen Grundlagen der Atemtherapie. „Die Therapiewoche", Kongreßausgabe September.

1954 Biologische Therapie bei Herz- und Kreislaufkrank heiten. 170 Seiten, Walter-Kieg-Verlag, Wien-Zürich.

1955 Wirkungsbereich der Atemtherapie in „Medizin heute", Heft 9.

1955 Krebs und Atmung, „Die Therapiewoche", Heft 19/20.

1956 Wert und Grenzen der Sauerstofftherapie. „Therapie-Kongreß".

1957 Sauerstofftherapie und Heilatmung. Therapie-Woche, Maiausgabe.

1957/58 Schlußwort zur „Sauerstofftherapie und Heil - atmung, Die Therapiewoche", Heft 5.

1958 Lungenveränderungen im Alter und ihre Verhütung. Internationales Journal für prophylaktische Medizin.

1958 Verhütung der Lungenveränderungen im Alter. „Verhandlungen der Deutschen Gesellschaft für innere Medizin, Nr. 64.

1958 Kreislaufveränderungen im Alter und ihre Behandlung, Weltkongreß für prophylaktische Medizin, Gmünden 1958.

1959 Neue Entdeckungen auf dem Gebiete der Atemtherapie. Kongreß für Atemtherapie, Freudenstadt

1959 Augenheilkunde und innere Medizin, „Ärztliche Praxis", XI, Nr. 37.

1959 Krankheit durch Luftverpestung. Aus „Atem und Mensch", Heft 4.

1960 Psychosen in der Wissenschaft. Cesra-Säule 11/12.

1961 Kollagenosen und Dermatomyositis, „Die Therapiewoche", H. 11, 10.

1961 Lungenveränderungen im Alter und ihre Bekämpfung. Kongreß f. Geriatrie, Hofgastein, Sammelband des Kongresses.

1961 Atemtherapie bei Blutdruckkrankheiten. „Atem und Mensch", Heft 4

1964 Zur Vererbung, Pathogenese und Therapie der Hochdruckkrankheit. Neue Rundschau f. Prophylaxe und Therapie, Nr. 2.

1964 Die Quintessenz der Geriatrie. Neue Rundschau f. Prophylaxe und Therapie, Nr. 4.

1964 Prophylaxe der Arteriosklerose. N. R. f. P. Neue Rundschau Nr. 8.

1965 Medizin und Molekularbiologie, Prophylaxe, 3. und 4./65. Beilage in: Der praktische Arzt.

1965 Die Krankheit unserer Zeit. „Der Atem".

1966 „Krebskrankheit und Widerstandskraft", Prophylaxe, Jahrgang 5.

1966 Observations of Fasting, USA und Kanada, Let's Live 45 c.

1966 „Eine neue Methode zur Beseitigung von Blutungen im inneren Auge", Die Therapiewoche 16, 28„5.

1966 Die Yogis lehrten uns - Nichts, in „Der Aufstieg", Dr. Gabler- Verlag, Wiesbaden.

1967 „Der einzige Weg ins Vegetativum", prophylaxe.

1967 Das Zeitorgan des Menschen, Ärztliche Praxis.

1967 Biologische Heilwege bei Herz- und Kreislaufkrankheiten", 200 Seiten, Haug-Verlag, Heidelberg.

1967 Kritische Betrachtungen zum Krebsproblem, Monatskurse für die ärztliche Fortbildung, Heft 12.

1967 Massenpsychosen in der Medizin" 2 Symposion der Weltunion für prophylaktische Medizin, Venedig.

1967 „Pathogenese der Homosexualität", Kongreß der Weltunion für prophylaktische Medizin in Mitterndorf, Ob. Steierm.

1969 „Massenpsychosen in der Wissenschaft", Buch 200 Seiten, Dr. Grabert-Verlag, Tübingen.

1970 „Die Aggression und das Böse und die Aufgabe der prophylaktischen   Medizin", Kongreß der Weltunion für prophyl. Medizin, Grado, Italien.

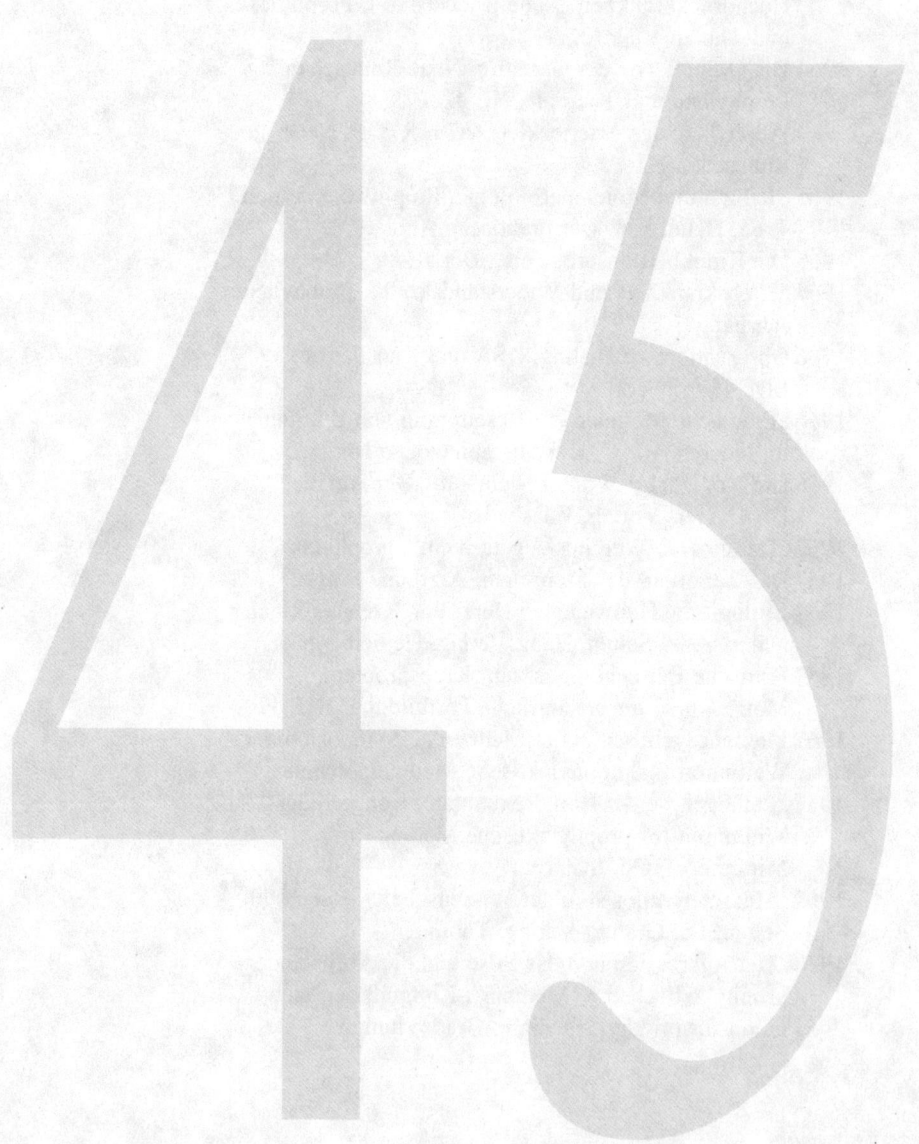

Rheuma

heilt man anders
Teil 1
Dritte wesentlich erweiterte Auflage
von Dr. med. Klaus Hoffmann

Provokativ sind nicht nur der Titel dieses Buches, sondern auch die Auffassungen des Mediziners Dr. Klaus Hoffmann zur Behandlung von Rheumaerkrankungen. Abseits der üblichen schulmedizinischen Behandlungen, die der Autor in ihrer Wertigkeit sehr relativiert, werden Heilbehandlungen aufgezeigt, die aus dem üblichen Rheumadilemma führen sollen.

Die Unheilbarkeit verschiedener Rheumaerkrankungen (von Schulmediziner behauptet) wird in Frage gestellt und anhand diverser Behandlungsprotokolle stark relativiert.

Erst verschleppte Diagnostik, Schielen auf nicht relevante Laborwerte und Außerachtlassen aller Ernährungseinflüsse und nicht zuletzt schädliche Therapieformen können das Krankheitsgeschehen bis hin zur Invalidität führen.

Also nicht das Krankheitsbild selbst bedingt Unheilbarkeit, sondern wenig geeignete therapeutische Behandlungsformen.

Vier Flamingos Verlags- und Vertriebs GmbH
Postfach 15 54 , 48405 Rheine

Rheuma

heilt man anders
Teil 2

Dr. med. Klaus Hoffmann

Ein Buch mit vielen wichtigen, bahnbrechenden oder vergessenen Hinweisen, Therapieformen, Rezepten usw.
Im einzelnen wird ausführlich vorgestellt:

- Osteoporosebehandlung (Knochenschwundbehandlung) ohne Hormone für alle, die den Wahnsinn der modernen Medizin nicht mit- machen wollen.
- Vitalstoffe für Knorpel und Knochen: Welche Vitamine und Mineralien für die Regeneration von Gelenken und Wirbelsäule unerläßlich sind.
- Ausführlicher Ernährungsteil zur säure- und allergiearmen Ernährung gemäß den Empfehlungen in "Rheuma heilt man anders" Teil1.
- Der Therapieversuch eines Menschen, der mit Lachen und Vitamin C seine schwere Rheumaerkrankung besiegte.
- Die zerstörerische Macht der Säuren auf Knorpel und Knochen.
- Systematik der Ernährung bei Arthrose und Arthritis.
- Ameisensäure: Ein therapeutisches Profil.
- Fallberichte von Betroffenen, die ihre Krankheit besiegten: So das Beispiel einer Dame, die ihre Hüftoperation absagte und wenige Monate später einen Tanzkursus belegte.

Erweitern Sie Ihre Erkenntnisse mit Informationen, die Ihr Leben und Ihre Gesundheit um neue Dimensionen bereichern werden.

Dieses Buch ist ihr Fahrplan zur Erhaltung der Gesundheit bzw. Bewältigung aller gesundheitlichen Probleme

Revolution in der Küche

Das Rezeptbuch der säurefreien und allergiearmen Kost

Informations- und Rezeptbuch für

- säurearme Kost
- allergiearme Kost
- Ernährung bei Rheuma
- Ernährung bei Krebs

Die Übersäuerung des Körpers ist das Kardinalübel vieler Krankheiten, wie z.B. Gelenkverschleiß, Krebs, und die letztendliche Ursache für Herzanfälle, Depressionen("ich bin sauer") etc.

Das Buch enthält kurzgefaßte Kapitel zum Thema Übersäuerung. Die Besprechung der einzelnen Nahrungsmittel und Nahrungsmittelgruppen sowie ein ausführlicher Rezeptteil zu säurearmer und -den Erfordernissen der heutigen Zeit entsprechend -allergiearmer Kost sind die Grundlage dieses Buches. Alle Rezepte enthalten eine Bewertungsskala nach Eignung zur Entsäuerung, für Allergiker, Rheumatiker und Krebskranke.
Alle Rezepte berücksichtigen folgende Konzeptionen:

- säurearm oder säurefrei
- allergiearm
- ohne Verwendung von tierischem Eiweiß (wenige Ausnahmen)
- insbesondere frei von Milcheiweiß (häufigstes und stärkstes Nahrungsallergen)
- frei von Gluten / Klebeeiweiß
- salzfrei (Vermeidung von Nierenbelastungen und Wassereinlagerungen)

Die Immunbuch-Reihe des Vier Flamingos Verlages

Dr. Klaus Hoffmann / Axel Berendes

Rette Dein Immunsystem

Ein Leitfaden zum Überleben
in einer Welt voller Umweltgifte,
Zivilisationskrankheiten,
Psychostreß sowie Folgen
medizinischer Diagnostik und Therapie

Vier Flamingos Verlag
Rheine

Dr. Klaus-Ulrich Hoffmann

Rette Dein Immunsystem

Teil 2

Die KREBSSTORY

Suche nach der Wahrheit

Informationen für Betroffene
und deren Angehörige, Gesunde
und interessierte Therapeuten

Vier Flamingos Verlag
Rheine

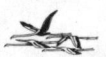

Dr. Klaus-Ulrich Hoffmann

Rette Dein Immunsystem

Teil 3

KREBS

Die Wege der sanften Medizin

Behandlung von Geist und Körper

Vier Flamingos Verlag
Rheine

Dr. Klaus Hoffmann / Axel Berendes

Rette Dein Immunsystem

Teil 4

DIE GEFÄHRLICHE WELT DER MIKROBEN

Robbensterben
Schweinepest
Rinderwahnsinn
Pilzerkrankungen
Killerbakterien
HIV und AIDS
Hepatitis Viren

Vier Flamingos Verlag
Rheine

In Vorbereitung

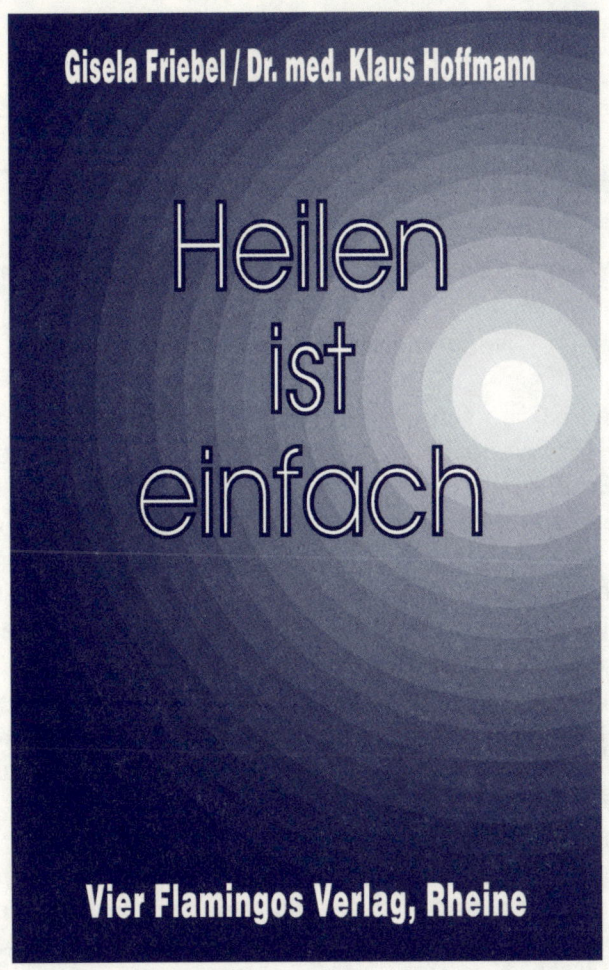

Gisela Friebel / Dr. med. Klaus Hoffmann

Heilen ist einfach

Vier Flamingos Verlag, Rheine

Medizin auf das Ursprüngliche und im wahrsten Sinne Einfache zurückgeführt. Heilung auf einfachste, ungefährlichste, billige Weise zu bewirken, so wie es die Natur und unsere Vorfahren vorgegeben haben. Das ist der Tenor dieses Buches, der die innerliche und äußerliche Anwendung von Heilerde in den Mittelpunkt stellt.
Ein interessantes Taschenbuch mit hohem informativen Wert.

Fred W. Koch

„Saure Nahrung macht krank"

zusammengestellt und überarbeitet von Hendrika Fuhrer,

Neu verlegt bei Vier Flamingos

„Auffallend ist", so schreibt Dr. Klaus Hoffmann in seinem Buch „Krebs - Die Wege der sanften Medizin", „daß viele hervorragende Ernährungskonzepte nicht von Ärzten, sondern von Chemikern erarbeitet wurden. Auch Fred W. Koch war Chemiker."

Bereits in den dreißiger Jahren beschäftigte sich Fred W. Koch intensiv mit den Ursachen der Zahnkaries und als Folge davon mit der säurefreien Kost, von ihm Anti-Acid-Methode (AAM) bezeichnet. Aus eigener Erfahrung und Beobachtungen kam er bald zu dem Schluß, daß die Übersäuerung des Körpers Ursache der meisten Zivilisationserkrankungen darstellt und als schwerwiegendste Folge sogar eine Krebserkrankung nach sich ziehen kann.

In seinen regelmäßig erscheinenden Merkblättern zur säurefreien Kost, den Anti-Acid-Mitteilungen, verbreitete Fred W. Koch damals recht provokante Thesen, die heute mehr und mehr medizinisches Allgemeinwissen geworden sind: „Ich werde darlegen, daß derjenige, der sich in die Gesetzmäßigkeit der Natur einordnet, von dieser Krankheit (Krebs) genauso wenig zu befürchten hat, wie von all den anderen Krankheiten".

Viefältige Themen wurden in seinen Schriften abgehandelt, so z. B.:

- Verhängnisvolle Wirkung von Säuren bei Pflanzen und Tieren
- Einnahme von Obstessig: Zuerst gesundheitliche Besserung, dann aber Verschlechterung

- Bildung von Säuren und Basen im Verdauungstrakt
- Transport und Verwertung der Nährstoffe im Organismus
- Nicht zuviel Fett, sondern zuviel Eiweiß ist das Hauptproblem in der Ernährung
- Das Herz stirbt den Säuretod: Herzschwäche und Folgeerkrankungen
- Schwund der Denkkraft
- Krampfadern und Hämorrhoiden als Übersäuerungskrankheiten
- Magen und Zwölffingerdarmgeschwüre
- Darm- und Infektionskrankheiten
- Prostatavergrößerung, Leistenbrüche durch Übersäuerung
- Einfluß der Übersäuerung auf Knochenbrüche, Osteoporose und Bandscheibenschäden
- Auswirkung der Ernährung auf Nieren und Bauchspeicheldrüse
- Erhaltung der Sehkraft und Heilung von Hautflechte durch säurefreie Kost
- Ernährungsfehler bei Reformern

Diese und viele weitere Themen machen das Buch von Fred W. Koch, der in vielen praktischen Kursen seine Lehre weitergab, zu dem umfassendsten Grundlagenwerk über säurefreie Kost bis zum heutigen Tage.

Das nun vorliegende Buch stellt ein Kondensat der Mitteilungsblätter F. W. Kochs dar, das von seiner langjährigen Freundin und Weggefährtin, Frau Hendrika Fuhrer zusammengestellt wurde.

Nachdem es lange vergriffen war, freut sich der Vier Flamingos Verlag, seinen Lesern diesen Klassiker der säurefreien Kost in einer neuen, ebenfalls durch Frau Hendrika Fuhrer überarbeiteten und aktualisierten Version anbieten zu können.

Fred W. Koch: „Saure Nahrung macht krank",
zusammengestellt und überarbeitet von Hendrika Fuhrer
ISBN 3-928306-16-2
Preis 48,- DM
erhältlich ab IV 1997
im Vier Flamingos Verlag, Rheine

Interessieren Sie diese Themen?

Revolution in der Ernährung
Das Kursbuch der säurefreien und allergiearmen Kost
Das große und umfassendste Buch zum Thema säurefreie Kost.
Alle Grundlagen und Zusammenhänge einer optimierten Ernährungsform für alle Krankheiten zusammengefaßt in einem Werk. Gleichzeitig stellt dieses Buch ein Thera-piebuch für alle ernährungsabhängigen Krankheiten dar und enthält vielfältige Beispiele dazu.

Therapiebuch der Vitalstoffe
Alles über Vitamine, Mineralien, Spurenelemente Enzyme und ihre Anwendung zur Krankheitsprophylaxe und Therapie

Dokumentation: Ernährung und Krebs
Alle verfügbaren wissenschaftlichen Fakten und Ergebnisse der Erfahrungsmedizin zusammengefaßt.

Therapiebuch der Hochfrequenztherapie
Die Wiederbelebung einer vergessenen Therapie

Heilatmung
In Anlehnung an die Arbeiten von Professor Tirala / Graz. Die unglaublichen Dimensionen und Wechselbeziehungen von Atmung und Gesundheit

Revolution in Neurologie und Psychiatrie
Auswege aus scheinbar unheilbaren neurologischen und psychiatrischen Krankheitsbildern

Wie jung wollen Sie werden?
Die meisten Alterungsprozesse sind nicht physiologisch - drehen Sie das Rad der Zeit zurück! Ein um zehn bis zwanzig Jahre jüngeres Aussehen - verbunden mit mehr Gesundheit - ist keine Utopie.

Herz und Gefäße - Bis ins Alter jung
Wie Sie nicht zu den fünfzig Prozent jener Menschen gehören, die an einer Erkrankung von Herz und Gefäßen sterben.

Vier Flamingos und sein essbares Gesundheitsprogramm

Nicht das Gute, sondern das Beste

Nicht Allerweltsprodukte wollen wir von Vier Flamingos im gesundheitlichen Bereich anbieten, sondern uns auf wenige, gesundheitlich besonders bedeutsame Produkte von höchstmöglicher Qualität beschränken.

Unsere Produktreihe „**Spezial**" erfüllt folgende Voraussetzungen:
- Bestmögliche Qualität
- Höchstmögliche Bioverfügbarkeit
- Verzicht auf alle handelsüblichen, aber überflüssigen und z.T. gesundheitlich bedenklichen Zusatzstoffe wie Zucker, Geschmacksverstärker,Säuerungsmittel, Farbstoffe usw.
- Dadurch bestmögliche Verträglichkeit für Allergiker

Unsere Produkte aus der Reihe **"Spezial"** sind:

Kalzium Spezial

Acerola Spezial

Yucca Spezial

Spirulina Spezial

Weitere interessante Informationen über Anwendung und Wirkung der erwähnten Produkte finden Sie in folgenden Büchern des Vier Flamingo Verlages:
- Rette Dein Immunsystem Teil 1: Kapitel 15 bis 20
- Rette Dein Immunsystem Teil 3, Die WegedersanftenMedizin:Abschnitt II, Kapitel 12 bis 16
- Rheuma heilt man anders, Teil 1: Kapitel 26
- Rheuma heilt man anders, Teil 2: Abschnitte V und IX
- Revolution in der Küche, DAS Kochbuch der säurefreien und allergiearmen Ernährung: Kapitel 51

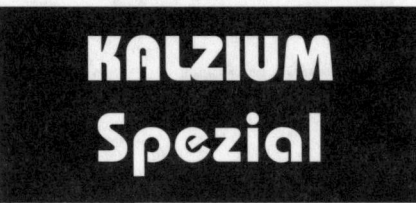

Kalzium Spezial mit Kieselsäure

Kalziummangel ist mehr und mehr ein Problem von Zivilisationsgesellschaften unter zivilisatorischer Kost. Tierisches Eiweiß, Brot, Zuckerstoffe, und Süßigkeiten, Kaffee, Cola, Limonaden, Alkohol etc. entpuppen sich als Kalziumräuber ersten Ranges.

Der durchschnittliche Kalziumbedarf wird je nach Lebensalter zwischen 1000 mg (Erwachsene jüngeren und mittleren Alters), und 1500 mg (Schwangere und Ältere) angegeben. Die ermittelte Kalziumzufuhr beträgt im Durchschnitt nur 600 bis 700 mg täglich.

50.000 Hüftfrakturen sowie ungezählte Wirbelkörpereinbrüche und Unterarmbrüche jährlich bei älteren Menschen gehen auf das Konto von Kalziummangel.

Kalzium Spezial ist **das** Nahrungsergänzungsmittel mit dem höchsten natürlichen Kalziumgehalt und der besten Kalziumverfügbarkeit (üblicherweise wird nur ein Bruchteil des Nahrungskalziums verwertet).

Kalzium Spezial mit Kieselsäure wird hergestellt aus mikrokristallinem gefriergetrockneten und entfetteten Ossein- Hydroxyapatit (kollagenhaltige Knochenmatrix mit allen mineralischen Komponenten junger australischer bzw. neuseeländischer Rinder).

Hydroxyapatit bietet die bestmögliche Bioverfügbarkeit und den höchstmöglichen, natürlichen Kalziumgehalt.

1 Kapsel **Kalzium Spezial** enthält:
500 mg Hydroxyapatit entsprechend
125 mg Kalzium
  5 mg Kieselsäure aus Zinnkraut

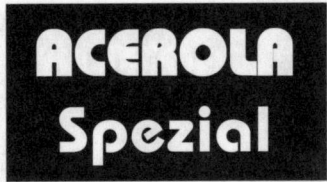

Natürliches Vitamin C aus der Acerola Kirsche

Grundlage für **Acerola Spezial** Fruchtpulver ist die Acerola-Kirsche, die Vitamin C-reichste Frucht der Welt. Sie wächst im tropischen Amerika. Von den Eingeborenen der Karibik werden die kleinwüchsigen Acerolabäume "Bäume der Gesundheit" genannt.

Acerola Spezial enthält ausschließlich natürliches Vitamin C aus der Acerola-Frucht. Dieser natürliche Gehalt beträgt durchschnittlich 18% und liegt durch die bioaktiven Begleitstoffe der Acerola-Kirsche als Komplex vor. Der natürliche Vitamin C-Komplex hat eine wesentlich umfassendere Wirkung und ist nicht vergleichbar mit isoliertem synthetischen Vitamin C!

Acerola Spezial ist ein gesundheitsförderndes Lebensmittel und empfehlenswert als tägliche Nahrungsergänzung besonders bei:

- Frühjahrsmüdigkeit
- Wetterfühligkeit und Frühjahrsmüdigkeit
- Rekonvaleszenz
- Schwangerschaft und Stillzeit
- zur Stärkung der Abwehrkräfte
- Streß
- allgemeinen körperlichen Belastungen

Tagesdosierung: täglich 1/2 bis mehrere Teelöffel (je nach Bedarf) in etwas Quellwasser ohne Kohlensäure einrühren und trinken.

Zu beziehen über:
**Vier Flamingos Verlags-
und Vertriebs GmbH**

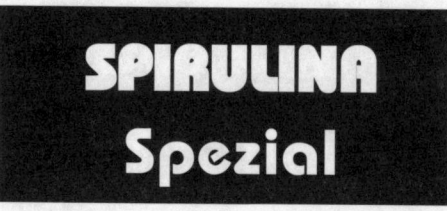

SPIRULINA
Spezial

Spirulina ist der bedeutsamste aller Nahrungsergänzungs-stoffe. Es stellt ein basisches Ernährungskonzentrat dar.

Besonderheiten:

- Hoher Anteil an kompletten Protein (Aminosäuren), darunter alle essentiellen Aminosäuren, welche vom Körper nicht selbst hergestellt werden können.
- *Besonders hoher Anteil an natürlichem Vitamin A. Vitamin A ist das Hauptvitamin zur Krebsprophylaxe. Es ist das Schutzvitamin der Haut und Schleimhäute und stimuliert das Immunsystem. 10 Gramm Algenpulver enthalten 30.000 IE Vitamin A in Form von Beta-Carotin.*
- Enthält alle B-Vitamine, besonders Vitamin B12 (20 mal mehr als Frischleber). Unterstützt die Blutbildung.
- Hoher Anteil an Chlorophyll und Eisen, weiteren Blutbildungsstoffen.
- Wirkt basisch und ist dadurch zur Behebung von Übersäuerungszuständen geeignet.
- Spirulina wirkt durch den hohen Sättigungsgrad als natürlicher Appetitzügler.
- Gute Vitalstoffergänzung im Fasten
- Durch sofortige Bereitstellung von Energie geeignet bei Erschöpfungszuständen.
- Hoher Anteil an ungesättigten Fettsäuren (Gefäßschutz, cholesterinsenkend)
- Angaben über weiteren Vitalstoffgehalt im Immunbuch I, Kapitel: Therapeutische Hinweise
- Tagesdosierung 3 bis 30 Gramm, im Mittel ca. 10 Gramm, entsprechend einem Eßlöffel (oder dreimal einem Teelöffel) Pulver, bzw. 3 mal 8 Tabletten zu 400mg.

Jetzt auch in Tablettenform bei uns erhältlich!

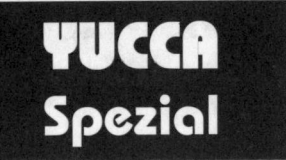

YUCCA
Spezial

Nahrungsergänzung
reich an: *- Saponinen*
                - Enzymen und Vitaminen
                - Mineralien und Spurenelementen

Die Verwendungsmöglichkeiten der **Yucca**-Pflanze sind vielfältig und reichen über die Verwendung zur Nahrungsergänzung, zur Wundbehandlung bis hin als Zusatz für Kosmetika.

Auffällig ist die starke Reinigungswirkung auf den Körper und die Ausscheidung von Stoffwechselschlacken durch Verwendung von **Yucca**-Auszügen als Nahrungsergänzung. Biochemische Untersuchungen konnten diese Wirkung aufklären: Der Pflanzensaft der **Yucca** enthält in hoher Konzentration einen bitter schmeckenden Naturstoffkomplex, die Saponine. Das sind sogenannte Steroidverbindungen, die im Verdauungstrakt die Funktion einer "biologischen Seife" erfüllen, Toxine absorbieren und Ablagerungen nicht nur aus dem Darm, sondern auch aus Gefäßen und Gelenken allmählich auswaschen. Saponine fördern die Verbindung von Ölen (Fetten) und Wasser. So werden die Zirkulation des Blutes und die Nährstoffaufnahme verbessert. Die daraus resultierende bessere Nahrungsverwertung hat zur Folge, daß deutlich weniger substanzielle Nahrung benötigt wird, das Hungergefühl läßt nach.

Die wertvollen Bestandteile der **Yucca**-Pflanze gibt es bei uns in Form von Kapseln, welche den schonend getrockneten Pflanzensaft der **Yucca**-Wurzel und gemahlene Bestandteile derselben enthalten. Neben ihrem hohen Anteil an Saponinen zeichnen sich **Yucca Spezial** Kapseln durch ihren Ballaststoffreichtum, ihren Enzym- und Vitamingehalt als auch durch zahlreiche Mineralien und Spurenelemente aus. Sie sind eine hochwertige Nahrungsergänzung, die den Organismus reinigt, den pH-Wert neutralisiert und die Voraussetzung für die Bildung einer natürlichen und gesunden Darmflora.

Hinweis
Um eine optimale Entfaltung der Inhaltsstoffe zu erreichen, empfiehlt es sich, während der kurmäßigen Anwendung den Körper mit reichlich Flüssigkeit zu versorgen. Die tägliche Flüssigkeitsaufnahme sollte hierbei nach Möglichkeit zwei Liter nicht unterschreiten.

Raus aus den Federn, rein in die Wolle

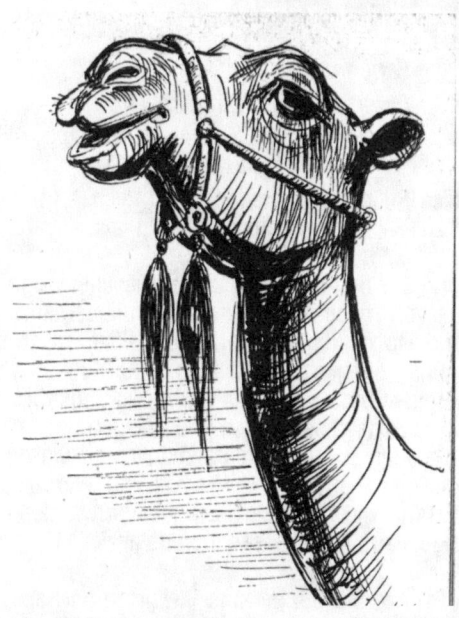

Am allerwenigsten Beachtung in der Rheumatherapie findet der Schlafplatz des Patienten. Er muß frei von geopathischen Belastungen sein, d. h. es gilt dasselbe wie bei allen anderen Krankheiten auch, daß ein Patient, der auf Wasseradern, Verwerfungen und Kreuzungsbereichen liegt in seinem Immunsystem blockiert wird und auf jedwede Therapie viel schlechter reagiert. Des weiteren sollte darauf geachtet werden, daß der gesamte Schlafplatz des Menschen nicht durch Metallbelastungen zu neuen Störungen Anlaß gibt. Sowohl Federkerne als auch Metalleinbauten in den Tragemechanismus der Matratzen wirken sich störend aus. Ein erheblicher Störfaktor ist darüber hinaus die Verwendung von Federbetten. Federbetten werden im Durchschnitt nur alle 15 Jahre einmal gereinigt, obwohl sie meist wöchentlich von außen frisch bezogen werden.

Die gerupften Federn rutschen dicht zusammen und geben ein nahezu luftdichtes Polster. Das ist der Grund, warum die menschliche Haut darunter so schön warm gehalten wird. Wir wissen aber, daß die Luftzirkulation und der feuchte Durchgang für unser Wohlbefinden sehr wichtig sind. Deswegen schneiden Federbetten und selbst die teuersten Daunen bei Vergleichstests in diesen Punkten meist sehr schlecht ab. Als Bettfüllung können sich grundsätzlich nicht empfohlen werden. Weil Inletts sehr dicht gewebt sein müssen wegen der sonst nach außen durchdringenden spitzen Federkiele, ist eine regelrechte Luftzirkulation im Federbett selbst nicht möglich. Körperausdünstungen ziehen aber trotzdem über Nacht hinein (Löschblatteffekt), ohne daß sie von selbst durch Lüften wieder ausdunsten können. Das aufgeplusterte Federkleid eines Vogels gestattet zwar jede gewünschte Zirkulation, solange es am Körper ist und vom Tier bewegt werden kann. Das glattgestellte Federkleid schirmt gegenüber Wasser Kälte, Wind und Regen nach außen ab und bewahrt das innere Milieu. Diesen selben Abschirmeffekt haben komprimierte Federn, die dann aufgenommene Ausdünstungen

Regenerieren in Kamelhaar

nicht mehr richtig abgeben können. Aus diesem Grunde bleibt bei der Verwendung von Tiermaterialien allein die Verwendung von Wollhaaren übrig. Obwohl auch Schafwolle in der Verwendung als Wollbett gebräuchlich und möglich ist, hat Kamelhaar überragende Vorteile.

- Kamelhaar ist grundsätzlich unempfindlicher gegen Hautausdüns-tungen und läßt sie rascher entweichen.
- Kamelhaarbetten bleiben länger rein.
- Es ist im Sommer kühler und im Winter wärmer, weil die Wolle gröber und damit lufthaltiger ausfällt.
- Tierwolle, Kamelhaarwolle noch mehr als Schafswolle, wird eine anti-rheumatisch-schmerzstillende Wirkung nachgesagt.

Das Kamel wird nicht geschoren, sondern die Treiber sammeln entweder die abgefallenen Wollbüschel auf oder die Wolle wird ausgekämmt wie für unsere Kamelhaarbetten. Bis zu 4 Kilogramm Wolle erhält man von einem Tier pro Jahr. Im Gegensatz zu einem Leinenbett empfindet man beim Zubettgehen kein besonderes Kältegefühl, das den Körper oft stundenlang nicht warm werden läßt und das Einschlafen behindert, wenn ein Wollbett verwendet wird. Der Körper kann sich hier optimal auf "wolliges" Wärme- und Wohlgefühl einstellen.

Man spricht sogar von einer "Wollaura".

Wenn man sich tagsüber in Wollkleidung hüllt, wäre es ja auch unlogisch, sich nachts mit anderen Materialien zu umgeben. Kamelwolle soll einen 100prozentig höheren Belebungseffekt haben als Schafswolle. Wolle wirkt nach JÄGER auffallend stoffwechselsparend, so daß der Hunger reduziert wird und der Mensch mit bedeutend weniger Nahrung als sonst auskommt.

Wolle, insbesondere Kamelhaarwolle, kommt zum Tragen, wenn sie unmittelbar auf die Haut appliziert wird. Deswegen empfiehlt sich das nackte Schlafen in Kamelwollbetten (oder, wenn Kamelwollbetten zu teuer sind) in Schafwollbetten. Der arteigene Kamelwollgeruch wird als einschläfernd empfunden und dient der Schlafförderung. Sowohl die Bettunterlage als auch die Bettdecke sollten optimalerweise aus diesem Wollhaar sein. Die Praxis Ochsenreither in Karlsruhe, die sich speziell mit der Austestung von Materialien und Chemikalien auf den menschlichen Organismus auf dem Boden von Resonanzphänomenen befaßt, gibt an, daß von allen verfügbaren Wollprodukten nur eines der Wollprodukte auf dem Boden von Resonanzphänomenen befaßt, gibt an, daß von allen verfügbaren Wollprodukten nur eines der Wollprodukte auf dem Boden von Kamelhaarwolle belastungsfrei und damit für den Körper verträglich sei.

(Auszug aus dem Buch

"Rheuma heilt man anders"

von Dr. Klaus Hoffmann)

"Das Prinzip aller Dinge ist das Wasser"

aus Goethes Faust

Wasser dient als Energie- und Informationsträger, Stoffwechsel-, Lösungs-, Transport-, Ausscheidungs- und Reinigungsmittel, als Puffersystem und Wärmeleitung. Die Mineralien im Wasser liegen fast ausschließlich in anorganischer Form vor, die unser Körper nicht gebrauchen kann (überwiegende Medizinermeinng).

Die Überladung des Organismus mit anorganischen Mineralsalzen ist der Hauptfaktor des Alterungsprozesses (der Wasseranteil bei Säuglingen beträgt 80%, bei Greisen 60%).

Der Körper nimmt Mineralien hauptsächlich in organisch gebundener Form auf (Pflanzen, Obst)

"Wir trinken 90% unserer Krankheiten"

L. Pasteur

Im Laufe unseres Lebens trinken wir 55- 70.000 l Wasser. Alle Volkskrankheiten wie Arthrose, Herz- u. Hirnschlag, Rheuma, Krebs, Osteoporose- um die wichtigsten zu nennen- sind untrennbar mit der Verschlackung, Übersäuerung und uneingeschränkter Sauerstoffversorgung verbunden. Folge der Übermineralisierung (anorganisch) ist ein Anstieg des pH- Wertes und eine Verringerung der Wiederstandswerte. Dies ist ein Milieu, welches bei den oben genannten Krankheiten anzutreffen ist.

"In der Minderung liegt die Mehrung"

Laotse, China 3500 v.d.Z.

Durch die Umkehrosmose werden alle Teilchen aus dem Wasser entfernt. Die Poren einer Umkehrosmosemembran sind nur 0,0001 Mikron groß (1000 Mikron= 1Millimeter), Viren= 100 mal größer, Bakterien= 1000 mal größer.

Reines Wasser sollte einen pH- Wert von 6,7- 6,9 haben, und einen Wiederstandswert (Ohm) von >6.000 Ohm haben (Leitungswasser hat 1500- 2500 Ohm).Je höher der Ohm- Wert des Wassers, desto besser der Reinigungswert, je besser die Auslösung der abgelagerten anorganischen Mineralsalze.Organisch gebundene Mineralien können nicht durch mineralarmes Wasser aus dem Körper gelöst werden.

Umkehrosmose ist wissenschaftlich anerkannt und arbeitet ohne den Einsatz von Chemie und Energie.

"Trinkwasser ist das wichtigste Lebensmittel. Es kann nicht ersetzt werden"

DIN 2000 der Trinkwasserverordnung

Eine Wasserqualitätstestung konnte nachweisen, daß das Umkehrosmosewasser dauerhaft entgiftend auf den menschlichen Organismus wirkt.Es wird eine Wasserqualität geschaffen, die das Immunsystem geradezu therapeutisch wirksam entlasten kann.

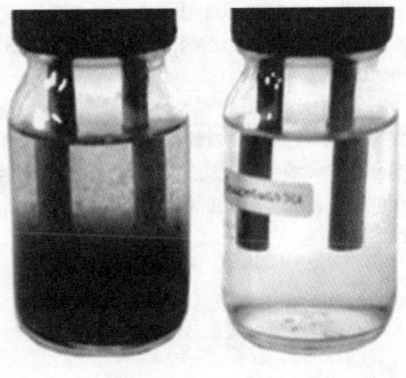

Die Abbildung zeigt die durch Verstromung (Elektrolyse) mit dem Hoffmann`schen Zersetzungsapparat(im Fachhandel erhältlich) erzeugten Ausfällungen aus einer kleinen Flasche Leitungswasser (Stadt Rheine) an. Eine unglaubliche Menge an Rückständen, die zur Trübung des Wassers mit Bodensatzbildung führen, werden aus dem scheinbar "sauberen" Wasser herausgetrennt, im Gegensatz zu Osmosewasser (früheres NASA- Patent), daß bei Elektrolyse keinerlei Ausfällungen zeigt. Mit Umkehrosmose kann man qualitativ reinstes Wasser als Grundlage für jegliche Flüssigkeitszufuhr selbst herstellen und so anstelle von "hartem", zur Entschlackung nicht optimalem Mineralwasser verwenden. Diese Geräte sind bei bleihaltigen Wasserrohren oder eigenem Brunnenwasser zu empfehlen.

Umkehrosmosegeräte besitzen eine besonders lange Lebensdauer. Sie arbeiten ohne Strom, nur mit dem Druck des Leitungswassersystems.Eine sogenannte Permeatpumpe befördert das Filterwasser ebenfalls stromfrei in einen Vorratstank aus dem es bei Bedarf entnommen werden kann, mittels eines kleinen Wasserkrans, der auf der Spüle angebracht wird. Die Montage selbst ist problemlos und erfordert maximal eine Arbeitsstunde.

Fragen sie uns!

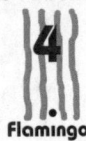

Wir beraten sie gern.

Flamingos

ANO

ein wundersames Darmröhrchen mit erheblicher Bedeutung

Kaum ein "Wundermittel" ist bisher so der Aufmerksamkeit entgangen, wie das Darmröhrchen genannt Ano. Es ist dies ein körperanschmiegsam hergestelltes Röhrchen, dessen Noppe außerhalb des Schließmuskels verbleibt. An dieser Noppe wird es nach Bedarf herausgezogen. Durch einen Hohlraumschliff im inneren des Ano wird erreicht, das die im Darm sich ständig bildenden Gärgase stetig abgeleitet werden. Da der Darm bis zu 50 Liter dieser Gärstoffe pro Tag bilden kann, kann es eine richtige Wohltat bedeuten, von dieser quählenden Last befreit zu werden.

Wie erklärt sich die "Wunderwirkung" des Ano? Krankheitszustände werden oft durch Blähungen außerordentlich erschwert. Blähungen behindern die ganze Darmtätigkeit so sehr, daß eine optimale Verdauung nicht möglich ist. Wir erkranken an unseren Blähungen. Gestauter Darminhalt wird zu einer ausgiebigen Brutstätte für Bakterien.

BIO-SUN
Creme electrique

Diese Creme ist bemerkenswert. Zum einen hat sie einen hohen regenerativen Effekt auf die Haut. Der kosmetische Effekt ist erheblich. Sie ist hervorragend zur Behandlung von Narben, zur Vermeidung von Narbenschwulstbildungen geeignet. Sie unterstüzt auch durch den Mineralanteil regenerative Prozesse bei rheumatischen Erkrankungen. Es kann zur Abschwellung von entzündlichen Veränderungen und Reduzierung von Schmerzzuständen kommen. Auch hier ist ein Therapieversuch lohnend.

pH- Teststreifen

Die Übersäuerung ist die Ursache der meisten Krankheiten. ein geregelter Stoffwechselablauf ist vom Säure-Basen-Gleichgewicht abhängig.

Die Mehrzahl aller Meßwerte sollte bei pH 7,4 oder leicht höher liegen. Niedrigere Werte führen lt. Dr. Klaus Hoffmann auf Dauer zu gesundheitlichen Schäden. Mit Hilfe der pH- Teststreifen aus dem Vier Flamingos Vertrieb und der beiligenden Tabelle können sie täglich ihre ph- Werte kontollieren.

Verpackungseinheit:
100 Teststreifen
Meßbereich: pH 5,2 - 7,4

Vorträge und Seminare

mit

Dr. med. Klaus Hoffmann

Dr. med. Klaus Hoffmann ist praktizierender Arzt, Therapeut, Dozent und Autor verschiedener medizinischer Fachbücher.

Seine Spezialgebiete sind: Neue Wege in der Krebs-, Rheuma- und Immuntherapie, Behandlung von unphysiologischen Alterungsprozessen ("Fast jeder Mensch kann jünger sein"), die Reduzierung von Arteriosklerose sowie Vermeidung dadurch ausgelöster Erkrankungen wie hoher Blutdruck, Angina pectoris, Herzinfarkt, Schlaganfall oder Besserung von Folgeerscheinungen dieser Erkrankungen, was auch noch viele Jahre nach dem Krankheitsereignis möglich ist. Sein besonderes Anliegen ist die Aufklärung über die Erhaltung oder Wiedergewinnung der Gesundheit im Rahmen einer säurefreien (basischen) und allergiearmen Kost.

Zu diesen hochakuellen Themen finden regelmäßig Tagesseminare mit
Dr. Klaus Hoffmann statt.

Fordern Sie bitte weitergehende Informationen bei unserem Seminardienst an.

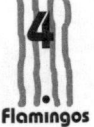
Flamingos

Vier Flamingos Verlag, Rheine